心血管影像
解剖图谱

主　编　马小静　何亚峰　陈　鑫

副主编　彭志远　吴春霞　李　波　徐丰林

编　者　（以姓氏汉语拼音为序）

陈　浩	谌　勉	蔡仁慧	陈　鑫	陈　艳
董　利	邓文俊	何　俊	胡　萍	何亚峰
姜严严	库雷志	李　波	李　菁	鲁　倩
马小静	彭志远	孙　博	石　磊	吴春霞
王　杰	王　黎	汪柳玉	吴　洋	徐丰林
夏　娟	许　娟	薛艳玲	阎超群	杨红萍
阳前华	严　薇	于　玺	余正春	张　程
周　娣	张　甜	曾　熙	曾寅旭	钟志林

人民卫生出版社

图书在版编目（CIP）数据

心血管影像解剖图谱 / 马小静，何亚峰，陈鑫主编 .—北京：
人民卫生出版社，2017

ISBN 978-7-117-25499-1

Ⅰ.①心⋯　Ⅱ.①马⋯②何⋯③陈⋯　Ⅲ.①心脏血管疾病 -
影像诊断 - 人体解剖学 - 图谱　Ⅳ.① R540.4-64

中国版本图书馆 CIP 数据核字（2017）第 277370 号

人卫智网　www.ipmph.com	医学教育、学术、考试、健康， 购书智慧智能综合服务平台	
人卫官网　www.pmph.com	人卫官方资讯发布平台	

心血管影像解剖图谱

主　　编：马小静　何亚峰　陈　鑫
出版发行：人民卫生出版社（中继线 010-59780011）
地　　址：北京市朝阳区潘家园南里 19 号
邮　　编：100021
E - mail：pmph @ pmph.com
购书热线：010-59787592　010-59787584　010-65264830
印　　刷：北京画中画印刷有限公司
经　　销：新华书店
开　　本：889×1194　1/16　印张：12
字　　数：380 千字
版　　次：2018 年 6 月第 1 版　2018 年 6 月第 1 版第 1 次印刷
标准书号：ISBN 978-7-117-25499-1/R · 25500
定　　价：108.00 元

打击盗版举报电话：**010-59787491**　**E-mail：WQ @ pmph.com**
（凡属印装质量问题请与本社市场营销中心联系退换）

序 一

心血管疾病影像诊疗发展迅速，影像设备更新迭代，专业知识的更新和提高更是心血管专业人员不断努力的方向。该领域相关的专业书籍颇多，"横看成岭侧成峰，远近高低各不同"，不同的影像技术在心血管疾病的诊疗中视角不同，发挥着不同的作用。但鲜见有将超声心动图、X 线、CT、DSA、心导管造影等多种影像学技术相结合进行系统的阐述和介绍的书籍。多年来，我始终关注亚洲心脏病医院，尤其是马小静教授带领的这支有专业特色的团队的成长和取得的每一步成绩，在"霜叶红于二月花"的金秋季节，欣闻她带领的团队即将出版影像系列专著，包含 6 册：《心血管影像解剖图谱》《心血管疾病影像图谱》《术中经食管超声心动图》《结构性心脏病介入影像图谱》《心血管医生学影像》和《心血管疾病 CT 扫描技术》，深感欣慰。

这 6 册专著与其他超声心动图专著的不同之处，在于它们是以心血管临床病例为主线，将多种影像学技术结合起来，对心血管疾病从正常解剖到疾病诊断至治疗方案提供全面而专业的影像学指导。每本书针对不同的方法学、不同的技术特点和应用优势突出重点，满足从事心血管超声、放射的影像学医生和技师，也适宜于从事心血管内、外科和介入操作治疗的医生及相关学科的各层次读者。除《结构性心脏病介入影像图谱》和《心血管疾病 CT 扫描技术》外，超声心动图贯穿于其余 4 册，从心脏正常解剖的超声心动图切面到不同疾病的经胸超声心动图诊断和经食管超声心动图术中监测应用，内容系统完整、资料新颖翔实，且配有精美的富有代表性的超声图片，不仅向读者介绍典型病例，同时也加强了超声诊断技术的应用与实践。

本套书还利用新媒体技术，阅读中扫描二维码，可以身临其境地阅读真实病例的动态图像。"积跬步至千里，积小流成江海"。这套书是武汉亚洲心脏病医院影像中心及结构性心脏病介入导管室多年临床资料的积累和临床工作经验、体会的总结，分享给众多同仁和读者。这本书将是从事影像学，心血管内、外科医生的参考书籍，也应该是研究生、进修医生的适读之选。

李治安

2018 年 1 月

序 二

近年来，医学影像学发展迅速，新技术不断涌现。特别是在心血管病诊断治疗中尤为突出。超声心动图、CT、MRI、DSA、心导管造影、OCT 等多种影像学技术的应用，优势互补，对心血管病诊治起到重要作用。合理的选择影像学技术、正确解读影像学给出的信息，是心血管病医生每时每刻面临的问题。尤其是当今，影像学不再是仅用于疾病的诊断，而且是直接参与到疾病的介入治疗和外科手术治疗之中，"Hybrid procedure"或"杂交手术室"的兴起，为影像学提出新的更高的要求。医生需要更新知识，跟上突飞猛进的科学时代，这是作者撰写本书的初衷。

武汉亚洲心脏病医院马小静教授远见卓识，她所带领的团队，是大综合影像中心，集超声心动图、放射影像学等多种影像专业协同工作、优势互补，出色完成全院的心血管病影像诊断工作，取得了丰硕成果，为专科医院的影像学科建设创出一条值得我们借鉴的道路。建院 18 年来经过数十万例的临床实践，对冠状动脉疾病、大血管病、复杂先天性心脏病、心脏瓣膜病、心肌病、心脏肿瘤等疾病的诊断与治疗，积累了丰富的临床经验。"十年磨一剑"，他们根据自己的多年积累的病例资料编写了这套书，共 6 本：《心血管影像解剖图谱》《心血管疾病影像图谱》《术中经食管超声心动图》《结构性心脏病介入影像图谱》《心血管医生学影像》和《心血管疾病 CT 扫描技术》，是近 20 年鲜活经验的总结。

本套书通过实际病例，将多种影像学技术的合理选择、精准应用、相互结合、优势互补，展示给读者。内容涵盖了超声心动图、普通放射学、CT、DSA 的成像技术以及图像后处理、诊断分析；系统介绍了心脏外科手术中的超声成像和影像引导各种心脏介入装置的置入方法及经验。图文并茂、通俗易懂、内容针对性较强，对已有一定的影像学基础，需要拓展思路、提高诊断水平的影像专业医生大有裨益；是广大心血管临床医生重要的参考书。

"学而不思则罔，思而不学则殆"，相信本书的出版，对推动心血管影像学的合理应用、优势互补、创新发展会起到积极的作用。

戴汝平

2018 年 1 月

前　言

近年，心血管诊疗技术飞速发展，超声心动图、X 线、CT、MRI、DSA 等影像学技术和方法更是日新月异。武汉亚洲心脏病医院建院 18 年，将超声、放射、CT 等学科整合成一个大影像科，在多年的实际工作中积累了一些临床经验。因此，我们尝试将心血管疾病诊疗中的多种影像学方法相结合，以实例呈现、图文并茂的风格编写涵盖心血管正常解剖、多种疾病影像诊疗及方法学介绍的 6 本专著：《心血管影像解剖图谱》《心血管疾病影像图谱》《术中经食管超声心动图》《结构性心脏病介入影像图谱》《心血管医生学影像》和《心血管疾病 CT 扫描技术》。

《心血管影像解剖图谱》是对心脏正常解剖结构及其对应的超声心动图切面、CT 扫描显像断面进行详细陈述，是学习和掌握心血管影像技术的基础。

《心血管疾病影像图谱》则是针对不同种类的心血管疾病，阐述超声心动图、CT 等多种影像方法的应用优势和技术互补，能帮助影像医生扩展思维、提高诊断水平。

对于超声心动图医生来说，经食管超声是必要掌握的一种检查技术，而经食管超声在术中的应用更是需要经验的积累，《术中经食管超声心动图》阐述经食管超声基础，在各类心血管疾病术前诊断、术中实时监测和术毕即刻评估的应用，将满足急需提高经食管技术水平的超声医生的专业化需求。

《结构性心脏病介入影像图谱》结合 DSA 图像，按步骤介绍介入方法、操作技巧和心脏置入装置。

影像学诊断方法也是临床医生需要了解、善于选择和合理应用的，《心血管医生学影像》正是为心血管临床医生提供快速学习影像知识的书籍。

《心血管疾病 CT 扫描技术》详细介绍针对不同疾病选择 CT 扫描条件和扫描方法以获取清晰图像而利于成像分析。

这 6 本专著收集了我们多年积累的病例资料及日常工作的体会，在编写过程中得到武汉亚洲心脏病医院和亚洲心脏病医院新疆医院影像科全体同事的大力支持，首都医科大学附属安贞医院李治安教授和中国医学科学院阜外医院戴汝平教授的悉心指导和鼓励并为本书作序，在此一并感谢！由于我们经验不足，书中出现错误或不当之处敬请专家和读者不吝指正。

马小静

2018 年 1 月

目 录

网络增值服务

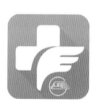

人卫临床助手

中国临床决策辅助系统

Chinese Clinical Decision Assistant System

扫描二维码，
免费下载

心脏的大体解剖

心脏是整个血液循环中推动血液流动的泵，斜卧于胸腔中纵隔内，其2/3部分位于左侧胸腔，另1/3部分居右侧，两侧与胸膜腔和肺组织相邻，上连出入心脏的大血管，下方邻膈。前方对向胸骨体和第2～6肋软骨，心脏前方的空间称为前纵隔，其间除胸腺外没有其他重要组织，后方平对第5～8胸椎，心脏后方与脊柱之间为后纵隔，该区包含多个重要器官，如降主动脉、气管、食管等，食管上段走行于降主动脉右侧，下段与心脏后壁的心包贴近，食管内放置经食管超声探头可以精确诊断心脏的结构和功能，是目前心脏手术中最常用的监测手段。心脏有坚固的胸廓骨架保护，其后方为胸椎，不能作为心脏手术的径路，心脏前方仅有薄片状胸骨遮挡，是心脏手术最常用的剖胸入路（图1-1）。

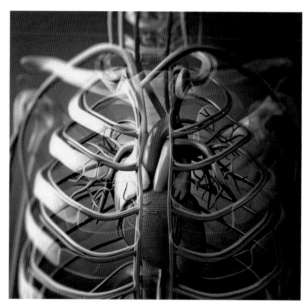

图 1-1　正常心脏位置及毗邻结构

心脏由心肌细胞构成，有四组瓣膜及四个腔，心尖部主要由左心室构成，心底部由大动脉、静脉组成。心脏的四个腔包括：右心房、右心室、左心房、左心室。右心房、室之间的瓣膜称三尖瓣，左心房、室之间的瓣膜是二尖瓣。右心室与肺动脉之间的瓣膜称肺动脉瓣，左心室与主动脉之间的瓣膜称主动脉瓣。这些瓣膜像阀门一样使血液往一个方向行进，能防止心房和心室在收缩或舒张时出现血液反流，如果瓣膜出现病变，血流就会出现梗阻或反流。左、右心房及心室间有房间隔和室间隔，使左右心之间血流互不相通。

右心房壁薄而腔大，根据胚胎发生学可分为心房体部和静脉窦部，心房体部又称固有心房，位于右心房前部，内壁为梳状肌小梁，形成右心耳和心房外侧壁，右房外侧壁在游离心包腔内，该处是最常用的手术或插管部位。静脉窦部由原始静脉窦发育而成，构成右心房的主要部分，位于右心房后部，内壁光滑，上、下方分别有上腔静脉入口和下腔静脉入口，下腔静脉口与右房室口之间有冠状窦口。

右心室前壁较薄，仅及左心室壁厚度的1/3，供应血管相对较少，通常是右心室手术的切口部位。

左心房分为前、后两部，前部即左心耳，突向左前方，覆盖于肺动脉干根部左侧及冠状沟前部，左心耳较右心耳狭长、壁厚，其腔面有梳状肌交织成网，左心耳游离于心包腔内，经左侧开胸可以充分显露左心耳，是探查左心房的理想入路。左心房后部较大，腔面光滑，有五个开口，即四支肺静脉和二尖瓣口。左心房与冠状动脉左主干和回旋支紧邻。左心房顶部位于主动脉弓下方，并有右肺动脉走行其上，左心房后方为主支气管分叉。

左心室壁由螺旋形心肌带包绕而成，壁厚而有力，壁厚9～12mm，约为右心室壁厚度的3倍，左心室形状呈捣米臼状。左心室腔可分为窦部、小梁化部与左室流出道三部分，左右心室的结构差异决定了它们的生理功能，左心室可以承受体循环压力。

心脏作为一个泵血的肌性动力器官，本身也需要营养和能源，供给心脏营养的血管系统，就是冠状动脉和静脉，也称冠脉循环。冠状动脉起于主动脉根部，分左右两支，行于心脏表面。冠状动脉的分布分为三型：右优势型、均衡型、左优势型。左、右冠状动脉是升主动脉的第一对分支。左冠状动脉为一短干，发自主动脉左冠窦，经肺动脉起始部和左心耳之间，沿冠状沟向左前方行 2～40mm 后，立即分为前降支和回旋支。右冠状动脉发自右冠窦。冠状静脉伴随冠状动脉收集代谢后的静脉血，汇入冠状静脉窦，回到右心房（图 1-2）。

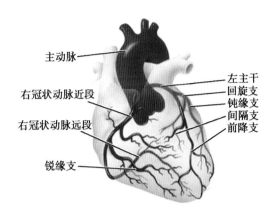

图 1-2　心脏的冠状动脉示意图

心包分两层，其外层称心包壁层，内层为心包脏层、紧贴心脏，也称为心脏的心外膜层，由纤维层和浆膜层组成，壁层和脏层之间为封闭的囊腔称心包腔，如同一个双层保温杯，心脏即被包裹于其中。正常人心包腔内可容纳 10～30ml 的心包液，这些液体可起到润滑及减轻心脏收缩时产生的摩擦力的作用。

心血管成像技术

超声心动图常用切面和标准测量

我们在了解了心脏的大体解剖后，如何通过超声心动图这种无创、快捷、重复性高的成像技术来显示心脏的解剖结构呢？我们知道，超声图像是由一个个的切面组成，需要每一位超声医师和超声心动图操作者在脑子里通过对二维图像的叠加构建一个立体的心脏，并去分析心脏的大小、形态、功能以及血流动力学的改变，以此来区别病理性的变化。

解剖学和影像诊断学常规将人体分为互相垂直的三个平面即矢状面、冠状面和短轴面，心脏也分为互相垂直的三个平面即心脏水平位的长轴切面、心脏前后位的长轴切面以及心脏前后位的短轴切面，人体的长轴与心脏的长轴不重合（图 2-1-1）。经胸超声心动图扫查的常用部位有心尖、胸骨旁、剑突下以及胸骨上窝，常用的切面有心尖四腔心切面、胸骨旁左心室长轴切面、胸骨旁大动脉短轴切面及左心室短轴切面、剑突下双心房切面、胸骨上窝切面等，在这些常用切面的基础上通过对探头的旋转以及倾斜（即扫查手法）可以获得更多的切面以及过渡切面（图 2-1-2）。

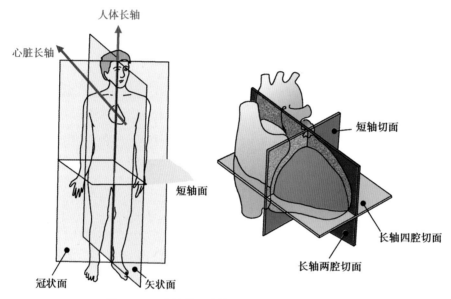

图 2-1-1　人体的三个轴面以及心脏的三个轴面

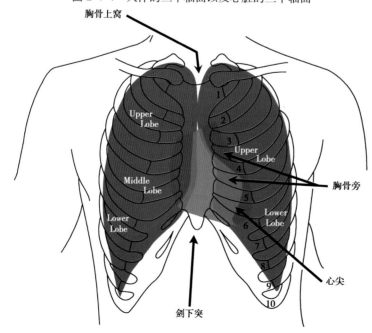

图 2-1-2　经胸超声心动图常用的扫查部位示意图

胸骨旁左心室长轴切面，探头置于胸骨左缘第3、4肋间，扫查声束平面与右胸锁关节和左乳头的连线平行。该切面显示左房、左心室、二尖瓣、主动脉根部及右心室的结构，观察左房、左心室及右心室的大小、升主动脉、主动脉窦管交界、窦部、主动脉瓣根部及左心室流出道的内径，二尖瓣及主动脉瓣的形态、回声及启闭活动，右心室前壁、室间隔及左心室后壁的厚度，前间隔、左心室后壁的运动幅度，心包腔有无积液（图2-1-3 ~ 2-1-7）。

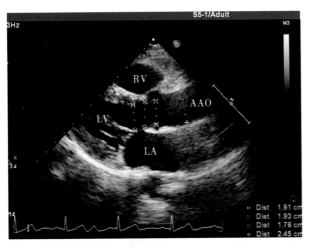

图 2-1-3　胸骨旁左心室长轴切面，观察主动脉根部及近端升主动脉。在收缩期分别测量主动脉瓣环径、主动脉瓣开口径及窦管交界处上方2cm处的近端升主动脉内径，在心室收缩末期距主动脉瓣环1cm处测量左心室流出道内径

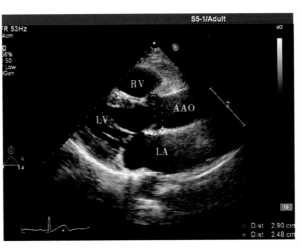

图 2-1-4　胸骨旁左心室长轴切面，在收缩期测量主动脉窦管交界及主动脉窦部内径

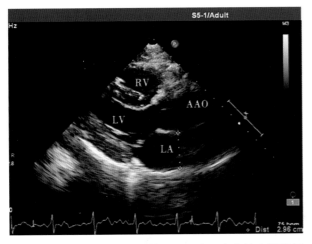

图 2-1-5　胸骨旁左心室长轴切面，在心室收缩末期测量左心房前后径，从主动脉远端后壁取垂直线到左心房后壁进行测量

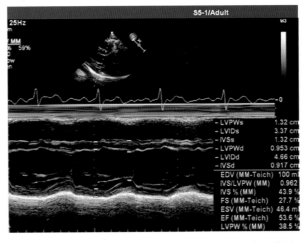

图 2-1-6　胸骨旁左心室长轴切面，采用M型超声心动图，置于二尖瓣腱索水平测量IVSd、IVSs、LVPWd、LVPWs及LVIDd、LVIDs

1. **胸骨旁右心室流入道切面**　胸骨旁右心室流入道切面，在胸骨旁左心室长轴切面的基础上将探头向后倾斜，可观察到三尖瓣的前瓣及后瓣，是三尖瓣下移畸形时观察后瓣附着位置的最佳切面，此切面还可观察到冠状静脉窦的大小及入口位置（图2-1-8）。

2. **胸骨旁大动脉短轴切面**　探头置于胸骨左缘第2、3肋间，在左心室长轴切面的基础上，将探头顺时针旋转90°，使声束与左肩和右肋弓的连线平行。该切面可观察到主动脉瓣叶的数目、回声以及启闭状态，正常情况下，主动脉瓣叶开放呈"倒三角形"；左心房、房间隔、右心房、右心室流出道、肺动脉瓣、肺动脉及左右分支的形态结构（图2-1-9 ~ 2-1-12）。

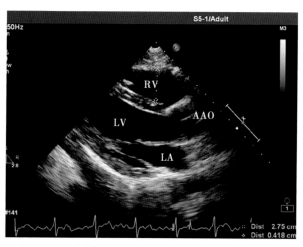

图 2-1-7 胸骨旁左心室长轴切面，在舒张末期测量右心室的前后径及右心室前壁的厚度

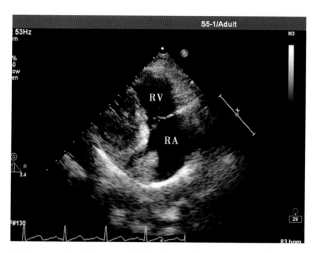

图 2-1-8 胸骨旁右心室流入道切面，显示三尖瓣前瓣及后瓣、冠状静脉窦入口

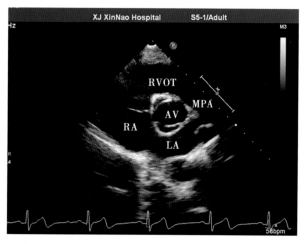

图 2-1-9 胸骨旁大动脉短轴切面

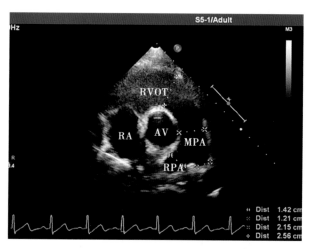

图 2-1-10 胸骨旁大动脉短轴切面和肺动脉长轴切面，在舒张末期，肺动脉瓣瓣下约 2cm 处测量右心室流出道内径，在肺动脉瓣瓣上 1cm 处测量肺动脉主干内径，在肺动脉分叉远端 1cm 处测量左右肺动脉内径

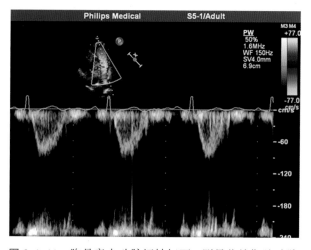

图 2-1-11 胸骨旁大动脉短轴切面，测量收缩期肺动脉瓣前向血流速度，在肺动脉瓣瓣上远心端 1cm 处管腔中央获取

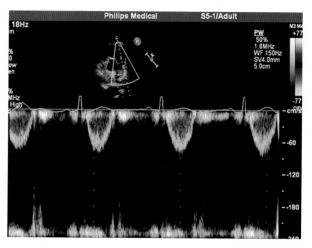

图 2-1-12 胸骨旁右心室流出道切面，测量右心室流出道血流峰值速度，在肺动脉瓣瓣下 2cm 处获取

3. **胸骨旁左心室短轴切面** 胸骨旁左心室短轴切面包括二尖瓣水平、乳头肌水平及心尖水平的左心室短轴三个切面。二尖瓣水平左心室短轴切面探头置于胸骨左缘第3、4肋间，此切面右心室呈月牙形位于近场，室间隔呈弓状凸向右心室侧，二尖瓣口呈"鱼嘴状"回声；乳头肌水平及心尖水平均在二尖瓣水平的基础上探头向心尖部倾斜来获得，显示两组强回声乳头肌及心尖部的结构。此切面的三个水平切面亦用来观察左心室各节段水平的室壁形态及运动状态（图2-1-13 ~ 2-1-15）。

4. **心尖四腔心切面** 探头置于心尖搏动处，声束指向右胸锁关节，图像近场至远场依次为心尖至心底、心室至心房，所显示的内容为双侧心室、双侧心房、室间隔、房间隔及二、三尖瓣膜，所观察到的内容为各房、室腔的大小、形态及比例，心室壁的厚度及活动度，二、三尖瓣的形态、回声及启闭活动，心包腔有无积液、心包膜有无增厚，显示部分肺静脉的回流状况（图2-1-16 ~ 2-1-22）。

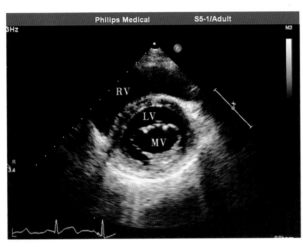

图2-1-13 胸骨旁左心室短轴二尖瓣水平切面显示二尖瓣口呈"鱼嘴样"回声

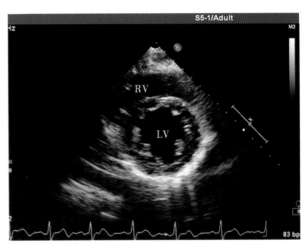

图2-1-14 胸骨旁左心室短轴乳头肌水平切面显示二尖瓣的两组乳头肌

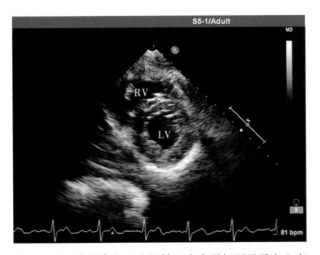

图2-1-15 胸骨旁左心室短轴心尖水平切面显示左心室心尖部结构

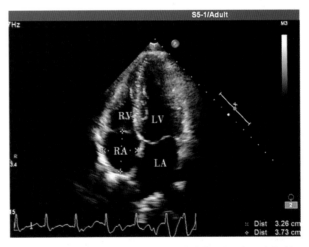

图2-1-16 心尖四腔心切面，在收缩末期测量右心房长径、中份部横径。在右心房中份水平测量横径，在三尖瓣瓣环连线中点向心房底部连线，与横径连线垂直测量长径

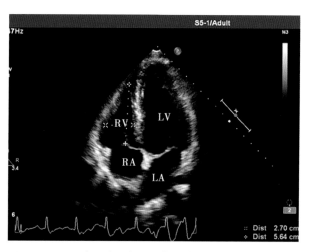

图 2-1-17 心尖四腔心切面，舒张末期测量右心室长径、右心室中份横径

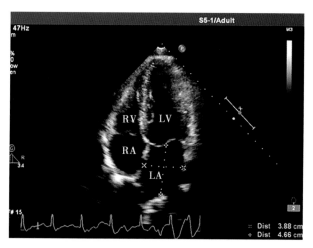

图 2-1-18 心尖四腔心切面，在收缩末期测量左心房长径和左心房中份部横径。在左心房中份水平测量横径，在二尖瓣瓣环连线中点向心房底部连线，与横径连线垂直测量长径

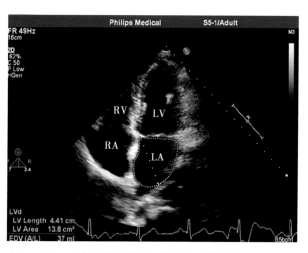

图 2-1-19 心尖四腔心切面，测量左心房容积

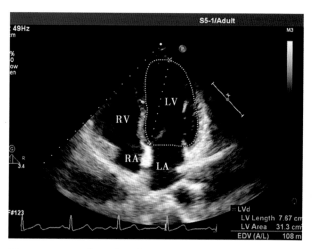

图 2-1-20 心尖四腔心切面，测量左心室的舒张末期容积

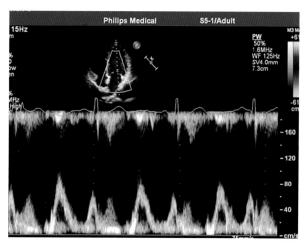

图 2-1-21 心尖四腔心切面，利用脉冲多普勒取样二尖瓣口测量舒张期前向血流速度 E 峰与 A 峰

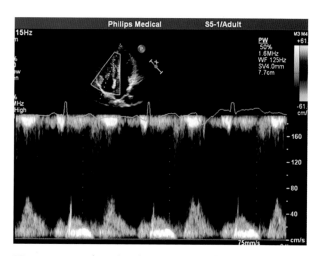

图 2-1-22 心尖四腔心切面，利用脉冲多普勒取样三尖瓣口测量舒张期前向血流速度 E 峰与 A 峰

5. **心尖五腔心切面**　在心尖四腔心切面的基础上，将探头向胸壁方向轻度前倾，左心室侧出现左心室流出道及主动脉瓣结构。除心尖四腔心观察的内容外，我们可以通过这个切面观察到主动脉瓣叶的形态、回声及启闭活动，左心室流出道有无狭窄，在室间隔肥厚的患者中，有无二尖瓣叶的前向运动，即 SAM 征（图 2-1-23 ~ 2-1-25）。

6. **心尖两腔心切面**　在心尖四腔心切面的基础上，将探头逆时针旋转 90°，可显示左心房及左心室两个腔室，该切面可观察到二尖瓣的形态、回声及启闭活动，如有瓣叶脱垂，可观察该区域内有无病变分区，可观察到左心室的前壁及下壁的运动状态，包括左心室心尖部的形态及运动状态（图 2-1-26）。

7. **心尖左心室长轴切面**　在心尖四腔心切面的基础上，将探头逆时针旋转 120°，此切面与胸骨旁左心室长轴切面相似，可清晰显示心尖部结构（图 2-1-27）。

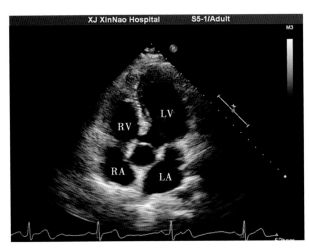

图 2-1-23　心尖五腔心切面，除了显示四个心腔外，还可显示左心室流出道及主动脉瓣叶结构

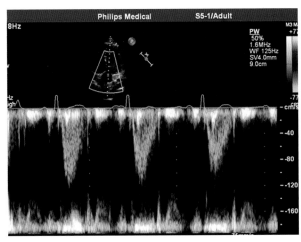

图 2-1-24　心尖五腔心切面，利用脉冲多普勒取样主动脉瓣瓣环测量收缩期前向血流速度峰值及速度时间积分

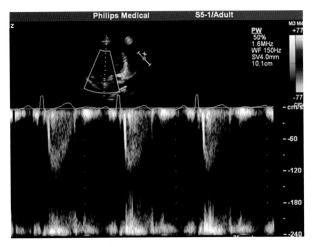

图 2-1-25　心尖五腔心切面，利用脉冲多普勒取样左心室流出道测量收缩期血流速度峰值，应在主动脉瓣下 1cm 处测量，取样线应当尽量与左心室流出道长轴平行

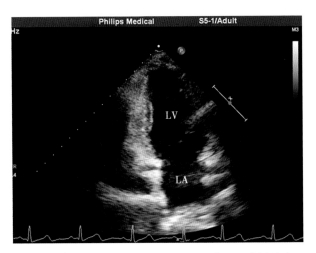

图 2-1-26　心尖两腔心切面，显示左心房、二尖瓣及左心室的结构

8. **剑突下四腔心切面** 探头置于剑突下，声束指向左肩，探头稍往心脏的方向倾斜，可以显示心脏的四个房室腔、两组房室瓣及房间隔和室间隔等结构。对于婴幼儿和儿童，剑突下切面常常是首选的。该切面可测量右心室游离壁的厚度，可观察右心室游离壁脏层心包与壁层心包之间的相对运动来判断心包有无粘连（图2-1-28）。

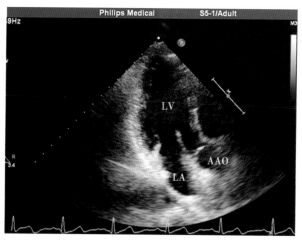

图2-1-27 心尖左心室长轴切面，显示左心房、二尖瓣、左心室、主动脉根部及部分右心室的结构

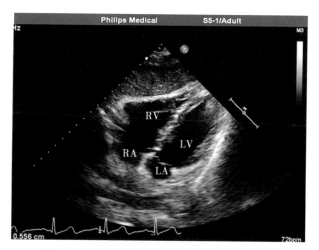

图2-1-28 剑突下四腔心切面，观察四个心腔，二、三尖瓣膜，测量右心室游离壁的厚度

9. **剑突下双心房切面** 将探头置于剑突下，探头的声束与人体的长轴平行，再向右上倾斜或轻微旋转即可获得。该切面显示双侧心房、房间隔及上、下腔静脉的开口。因为声束在此切面与房间隔垂直，因而是观察房间隔缺损及卵圆孔未闭的最佳切面。显示上腔静脉的回流后，对探头稍加调整，亦可显示右上肺静脉的回流（图2-1-29）。

10. **剑突下下腔静脉切面** 在剑突下双心房切面的基础上将探头继续向右倾斜，即可获得下腔静脉的长轴切面。利用M型取样线放置于下腔静脉汇入口远心端2cm处并尽量与下腔静脉前后管壁垂直来测量吸气末期和呼气末期内径（图2-1-30）。

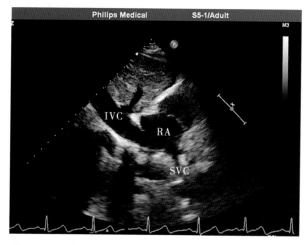

图2-1-29 剑突下双心房切面，观察左右心房、房间隔及上、下腔静脉

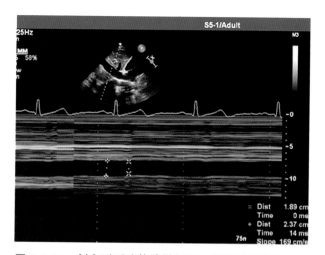

图2-1-30 剑突下下腔静脉纵切面，测量下腔静脉吸气末期和呼气末期内径

心血管成像技术

11. **胸骨上窝长轴切面** 胸骨上窝长轴切面，探头置于胸骨上窝，声束指向下方，探头向左侧倾斜，可显示主动脉弓及降主动脉，主动脉的三个分叉，从右向左依次为无名动脉、左侧颈总动脉及左侧锁骨下动脉。该切面显示主动脉弓部及降主动脉起始部的发育情况及其连续性。声束更向前可显示升主动脉与右上腔静脉平行走行的图像，右上腔静脉在右侧显示。调整探头还可显示左肺动脉的长轴穿过降主动脉及是否存在动脉导管未闭。探头向左外侧倾斜还可显示有无永存左上腔静脉及垂直静脉（图 2-1-31 ~ 2-1-32）。

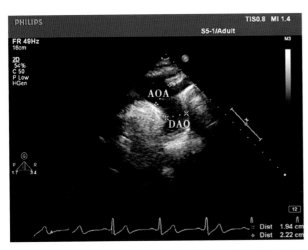 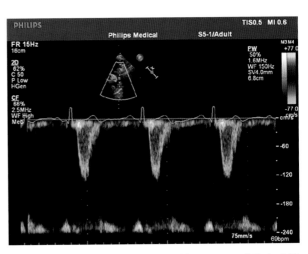

图 2-1-31　胸骨上窝切面显示主动脉弓及降主动脉起始部，收缩末期主动脉弓内径测量位置为无名动脉与左颈总动脉开口位置之间，降主动脉内径测量位置为左锁骨下动脉远心端 1cm 处

图 2-1-32　胸骨上窝主动脉弓长轴切面，显示降主动脉起始部前向血流速度，取样位置确定为左锁骨下动脉远心端 1cm 处

12. **胸骨上窝短轴切面** 在胸骨上窝长轴切面的基础上将探头顺时针旋转 90°，探头向下倾斜，声束指向左肩，显示主动脉弓的短轴、主肺动脉以及其下方的左心房，并可见四支肺静脉回流入左心房，呈"螃蟹征"。该切面可判断肺静脉的正常回流及异常回流的征象，婴幼儿此切面更易显示（图 2-1-33）。

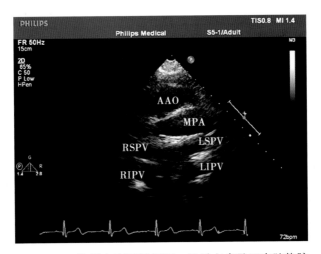

图 2-1-33　胸骨上窝短轴切面，显示左房及四支肺静脉结构

心血管 CT 成像

不同于超声心动图的单一切面成像技术，心血管多层螺旋CT具有任意方位、任意切面成像及多种重建方式等优点。并且与传统CT比较，心血管CT（一般为64排及以上机型）还具有以下几个方面的优点：z轴分辨率高、成像速度快及容积扫描等。

其中z轴分辨率的提高，对于心血管CT的图像质量改进具有关键性的影响。单层CT的z轴分辨率最高只有1mm，远远低于XY平面（常规CT断面）的分辨率；而心血管CT图像的像素是真正的等性像素（等性体素），其在x、y、z三个方向上的分辨率几乎相等，z轴分辨率最高可达0.3mm。这种等性体素对提高图像的三维显示能力是至关重要的；同时较快的成像速度（即较高的时间分辨率）是运动器官（尤其是不断跳动的心脏）获得理想的成像效果的保证。

临床常用的三维重建技术

包括：①容积再现（volume rendering，VR）；②最大密度投影（maximum intensity projection，MIP）；③多层面重组（multi-planner reconstruction，MPR）、多层面容积重组（multi-planner volume reconstruction，MPVR）及曲面重组（curved planner reconstruction，CPR）；④CT仿真内镜（CT virtual endoscopy，CTVE）。

（1）容积再现法（VR）：容积再现法是一种能生成极其直观真实图像的三维重建法，操作者可以根据想要显示的组织或器官，剔除不需要显示的部分，从而重建出想要的组织或器官的三维图像，并且可以对多个物体、器官或组织指定不同的伪彩色，以更加直观的方式展现三维物体的各个方面（图2-2-1-1）。

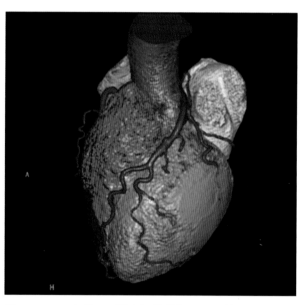

图2-2-1-1　心脏VR图（加伪彩），通过伪彩技术，将左右心室、左右心房及主动脉标记成不同的颜色，直观、立体显示心脏的大小、形态及冠状动脉起源、走行

（2）最大密度投影法（MIP）：最大密度投影法的规则简单、实用。针对三维体元数据，沿着x方向或者y、z轴方向进行投影，每条投影线经过的所有体元值取最大的一个作为结果的像素值，这样得到的图像称为最大密度投影图像。之所以取最大值，是因为通常扫描时注射对比剂使目标器官增强，

其密度高于周围组织。一幅最大密度投影图像是从全部三维体元数据提取出来的，不会遗漏被增强器官的高密度部分，特别适用于认识器官形态的全貌。但由于是投影图像，前后影像是重叠关系，密度特别高的组织（如骨骼）会完全遮挡其他组织，所以在选择投影方向时应注意避开它们，或手工把它们选出并屏蔽掉（图 2-2-1-2）。

（3）多平面重组法（MPR）：单排 CT 扫描的缺点之一是只能按有限的几个角度进行横断面扫描。从诊断要求，横断面并不总是最佳方案，很多时候医师希望沿着器官的长轴做一组断面，或者沿着血管弯曲的走行方向去截取。MDCT 多层面重组满足了这一要求，补偿了以往单排 CT 只提供横断面的缺憾。多平面重组是交互式容积观察的延续。让三维体元数据分别绕 x、y、z 轴旋转任意角度，再移动三个平面截取，或者用斜面截取，实现了用任意角度的平面截取三维空间。可以任意规定层厚，令层厚范围内的体元值平均，得到新断层的像素值，这就是多平面重组（图 2-2-1-3）。

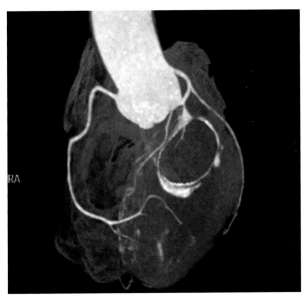

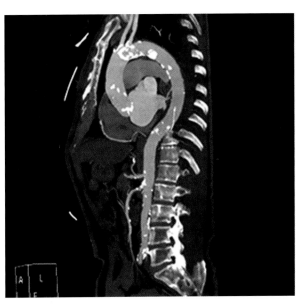

图 2-2-1-2　心脏 MIP 图，剔除含造影剂的心房、心室，高密度的胸骨、肋骨及胸椎，整体再现含高密度造影剂的冠状动脉走行

图 2-2-1-3　斜矢状位 MPR 图，根据观察的需要显示主动脉全程，主动脉管壁可见多发点状钙化斑块

在交互式容积观察的基础上，让三维体元数据分别绕 x、y、z 轴旋转合适的角度后，操作者可以在冠状面或矢状面、横断面上画任意的曲线，此曲线所确定的柱面截得的一副二维图像，就是曲面重组（CPR）。它实现了用任意柱面从任意方向截取体元数据，对于弯曲的器官（如血管），用平面重组法往往无法在一副图像里显示足够大的范围，而曲面重组常会令人满意。我们可以顺着血管轴线，通过曲面截取它，得到的效果好比把血管沿轴线方向展平（图 2-2-1-4）。

（4）CT 仿真内镜（CTVE）：CT 仿真内镜技术在容积再现时使用了透视算法，使三维物体看上去有近大远小的立体效果，操作者可以"飞进"物体的腔内，如同使用内镜。此方法交互式应用的实时性尚不尽如人意，所以一般采用预先规定路线，计算并保存图像，然后再连续演示（图 2-2-1-5）。

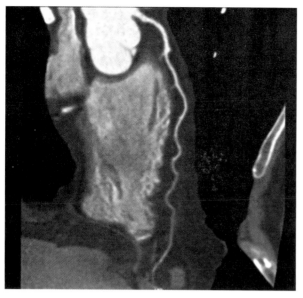

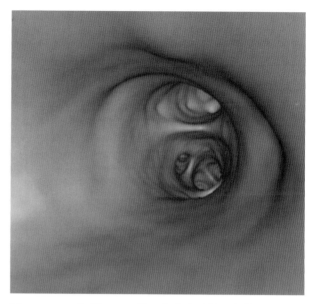

图 2-2-1-4　冠状动脉 CPR 图，沿前降支轴线重组前降支，可沿轴线 360° 观察血管壁及管腔狭窄情况

图 2-2-1-5　气管 CTVE 图，自头向足位于气管腔内模拟内镜观察管腔内壁及管腔狭窄情况

临床常用的重建体位

除了常规 CT 的人体横断位、冠状位及矢状位重建外（图 2-2-2-1 ~ 2-2-2-3，人体三个体位），心血管 CT 多采用类似于超声心动图的切面体位，即以心脏为参照物进行重建，包括：心脏短轴位、垂直于室间隔的心脏长轴位及平行于室间隔的心脏长轴位三个重建体位（图 2-2-2-4 ~ 2-2-2-6）。通过此三种体位，能直接、直观地显示心脏的解剖结构特征。

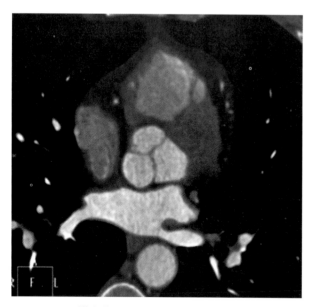

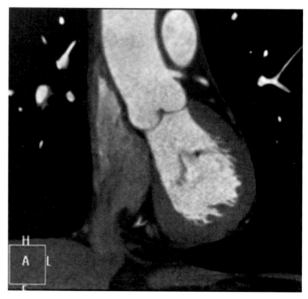

图 2-2-2-1　横断位

图 2-2-2-2　冠状位

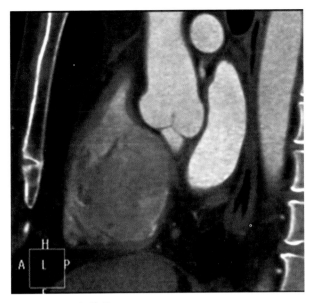

图 2-2-2-3　矢状位

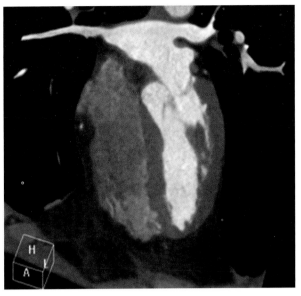

图 2-2-2-4　垂直于室间隔的心脏长轴位

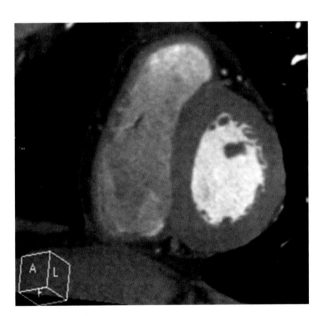

图 2-2-2-5　心脏短轴位

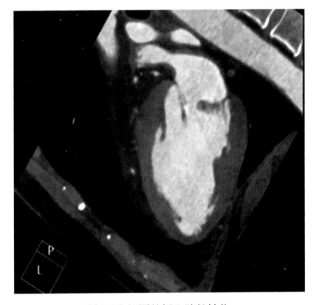

图 2-2-2-6　平行于室间隔的侧心脏长轴位

形态学右心房

形态学右心房解剖特点

右心房位于右心室上方，壁薄而腔大，其解剖构成包括：腔静脉窦、前庭、间隔和心耳。静脉窦部由原始静脉窦发育而成，构成右心房的主要部分，位于右心房后部，内壁光滑，上、下方分别有上腔静脉入口和下腔静脉入口，下腔静脉口前缘有下腔静脉瓣，它有引导血流通过卵圆孔入左房的作用，下腔静脉口与右房室口之间有冠状窦口，其上可见冠状窦瓣。右心房前庭的形态学特点是表面光滑、有三尖瓣瓣叶附着。右心房的后内侧壁主要由房间隔形成，房间隔下部有一浅凹，称卵圆窝，卵圆窝上缘又称为第二房间隔，为上腔静脉与右肺静脉间的房壁折叠形成。在冠状静脉窦与卵圆窝之间有一纤维性结构，称为 Todaro 腱。冠状窦口前内缘、三尖瓣隔侧尖附着缘和 Todaro 腱之间的三角区，称 Koch 三角。右心耳位于右心房前端，基底宽大，内壁为梳状肌小梁，与心房内壁梳状肌小梁相延续，心脏手术时，右心耳是手指心内探查和右心房内插管的理想部位（图 3-1-1、3-1-2）。

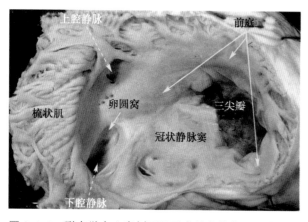

图 3-1-1　形态学右心房剖面显示大量的梳状肌，前庭至三尖瓣内膜面光滑

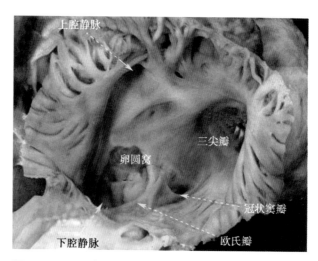

图 3-1-2　下腔静脉瓣及冠状静脉窦瓣

形态学右心房成像

形态学右心房超声心动图

超声心动图可以显示形态学右心房的解剖构成包括：腔静脉窦、前庭、间隔和右心耳，可以在不同切面分别显示上、下腔静脉和冠状静脉窦入口和血流状态、下腔静脉瓣的发育情况以及三尖瓣的解剖和功能，能够准确评估右心房的内径、容积及功能。探查下腔静脉汇入的心房为右心房可明确心房位置（图 3-2-1-1 ~ 3-2-1-5）。

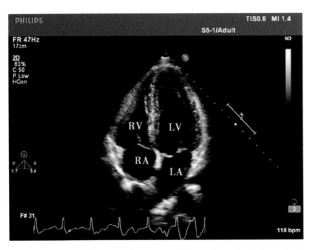

图 3-2-1-1　心尖四腔心切面显示右心房、左心房、右心室及左心室

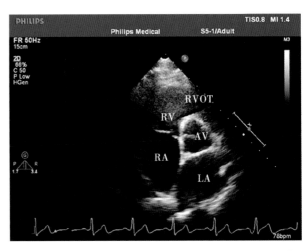

图 3-2-1-2　胸骨旁主动脉短轴切面显示右心房、左心房、房间隔、三尖瓣叶及右室流出道

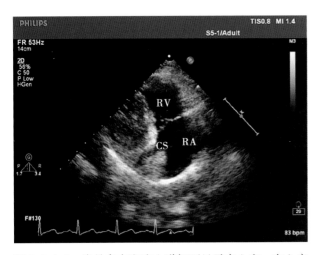

图 3-2-1-3　胸骨旁右室流入道切面显示右心室、右心房（包括冠状静脉窦及冠状静脉窦瓣）

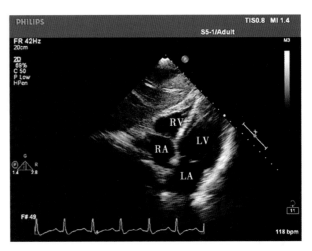

图 3-2-1-4　剑突下四腔心切面显示右心房、左心房、右心室及左心室

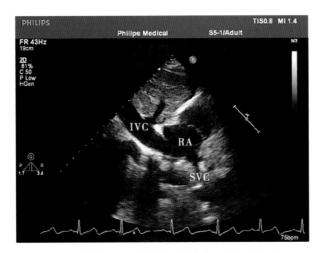

图 3-2-1-5　剑突下两腔心切面显示左心房，右心房，上、下腔静脉入右心房开口，下腔静脉瓣

形态学右心房 CT 成像

在 CT 成像中对于下腔静脉瓣、冠状窦瓣等细小结构的显示不如超声，但是在显示上、下腔静脉及冠状静脉窦口的空间位置关系方面优于超声（图 3-2-2-1 ~ 3-2-2-20）。

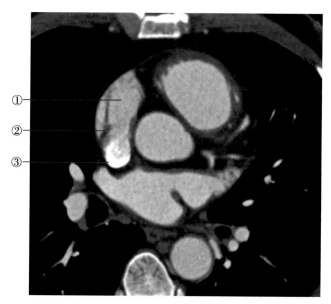

图 3-2-2-1　横断位：上腔静脉入右心房层面
①右心耳；②界嵴；③上腔静脉

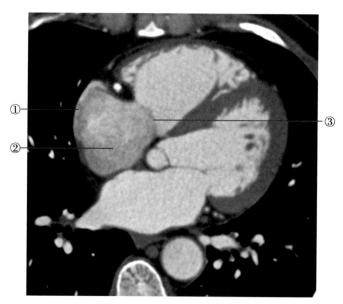

图 3-2-2-2　横断位：右心房体部层面
①界嵴；②右心房体部；③三尖瓣口

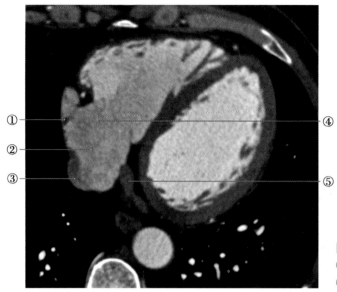

图 3-2-2-3　横断位：冠状静脉窦汇入右心房层面
①梳状肌；②右心房体部；③下腔静脉；④三尖瓣口；
⑤冠状静脉窦

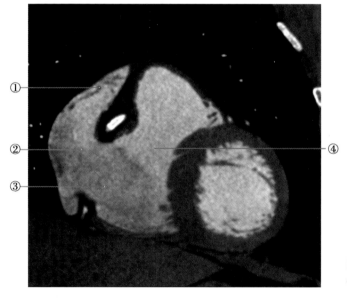

图 3-2-2-4　冠状位
①右房耳；②右心房体部；③三尖瓣口；④右心室

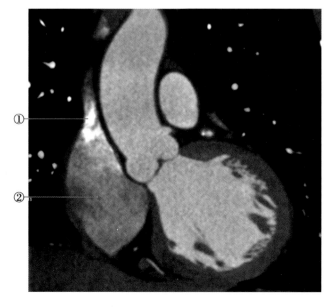

图 3-2-2-5　冠状位
①上腔静脉；②右心房体部

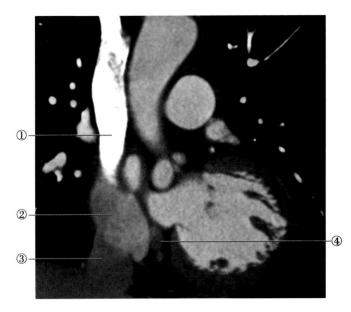

图 3-2-2-6 冠状位
①上腔静脉；②右心房体部；③下腔静脉；④冠状静脉窦

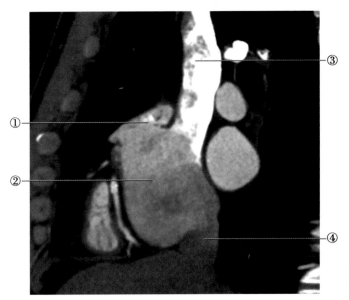

图 3-2-2-7 矢状位
①右房耳；②右心房体部；③上腔静脉；④下腔静脉

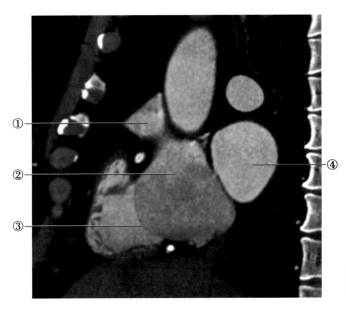

图 3-2-2-8 矢状位
①右房耳；②右心房体部；③三尖瓣口；④左心房

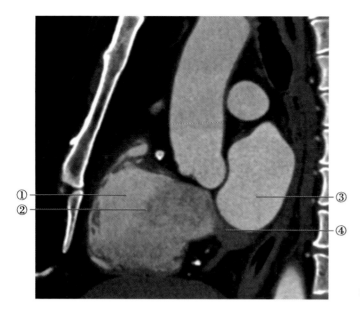

图 3-2-2-9 矢状位
①右心室；②三尖瓣口；③右心房；④冠状静脉窦

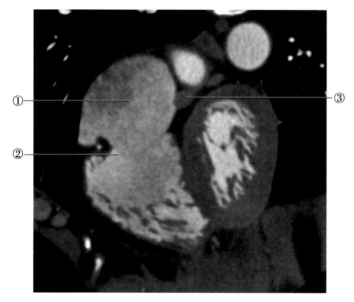

图 3-2-2-10 垂直于室间隔的心脏长轴位
①右心房；②三尖瓣口；③冠状静脉窦

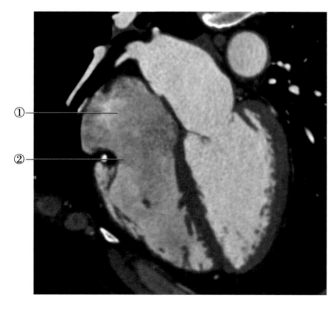

图 3-2-2-11 垂直于室间隔的心脏长轴位
①右心房体部；②三尖瓣口

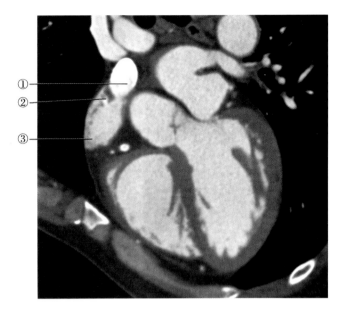

图 3-2-2-12　垂直于室间隔的心脏长轴位
①上腔静脉；②界嵴；③右房耳

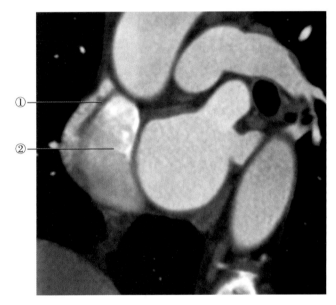

图 3-2-2-13　心脏短轴位
①界嵴；②右心房体部

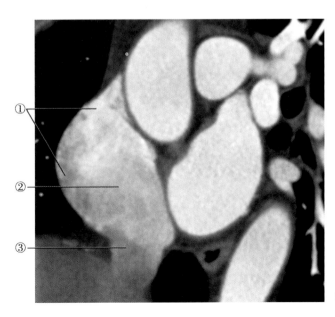

图 3-2-2-14　心脏短轴位
①右房耳；②右心房体部；③下腔静脉

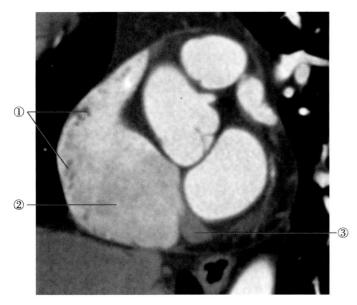

图 3-2-2-15 心脏短轴位
①梳状肌；②右心房体部；③冠状静脉窦

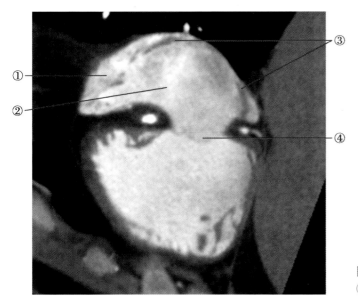

图 3-2-2-16 垂直于室间隔的心脏长轴位
①右房耳；②右心房体部；③界嵴；④三尖瓣口

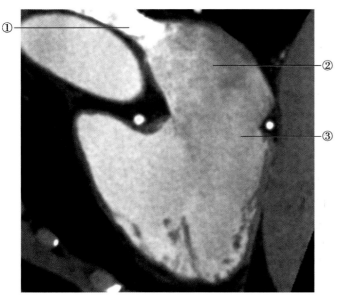

图 3-2-2-17 垂直于室间隔的心脏长轴位
①上腔静脉；②右心房体部；③三尖瓣口

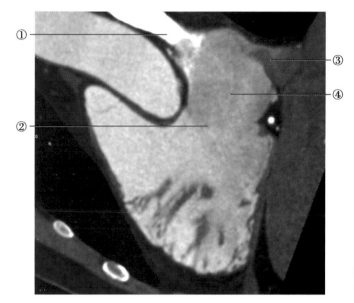

图 3-2-2-18　垂直于室间隔的心脏长轴位
①上腔静脉；②三尖瓣口；③下腔静脉；④右心房体部

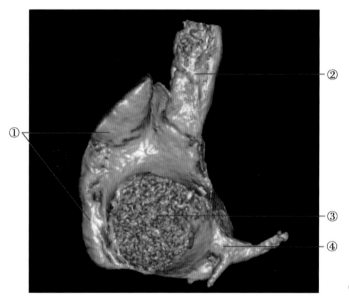

图 3-2-2-19　VR 图：冠状位
①右房耳；②上腔静脉；③三尖瓣口；④冠状静脉窦

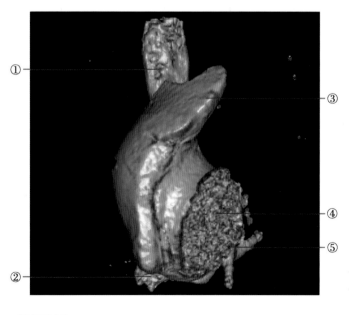

图 3-2-2-20　VR 图：矢状位
①上腔静脉；②下腔静脉；③右房耳；④三尖瓣口；
⑤冠状静脉窦

形态学左心房

形态学左心房解剖特点

左心房位于升主动脉后方左心室之上，由腔静脉窦、房间隔、前庭和心耳组成。腔静脉窦表面光滑，有五个开口：后方两侧分别有左上、下肺静脉和右上、下肺静脉开口，肺静脉入口处无瓣膜，但心房肌可围绕肺静脉延伸 1 ~ 2cm，具有括约肌样作用，前下方的前庭有左房室口（二尖瓣）通向左心室。房间隔左房面凹凸不平，其上有一卵圆窝活瓣，该活瓣与其上方房壁折叠形成的皱褶（即继发隔）呈交叠排列，只要左心房的压力超过右心房就不会造成心房水平的分流。左心耳较右心耳狭长、壁厚，边缘有数个深陷切迹，其腔面有梳状肌交织成网，左心耳游离于心包腔内，经左侧开胸可以充分显露左心耳，是探查左心房的理想入路。左心房内梳状肌少见且只限于心耳内，这是与右心房的鉴别要点（图 4-1-1）。

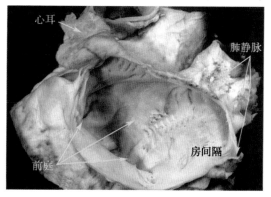

图 4-1-1　与右心房相比，左心房内膜面相对光滑。卵圆窝活瓣就是解剖房间隔

形态学左心房成像

形态学左心房超声心动图

超声心动图可显示形态学左心房的结构包括五个开口，观察肺静脉数目和回流情况，二尖瓣活动状态，并可测量内径、容积，评估左心房收缩、舒张功能。由于肋骨、肺气的干扰，经胸超声心动图仅在少部分人群可清晰显示左心耳，但经食管超声心动图能清晰地显示左心耳内部结构以及梳状肌的分布。对于左心耳的常见外部立体形态：风向标型、鸡翅型、菜花型和仙人掌型，超声显示的图像不如 CT 直观和立体（图 4-2-1-1 ~ 4-2-1-6）。

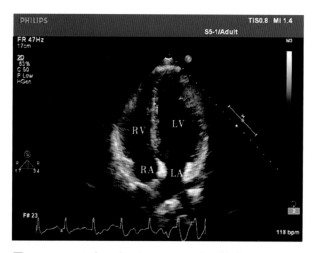

图 4-2-1-1　心尖四腔心切面显示三支肺静脉开口于左心房，可测得左房上下径和左右径

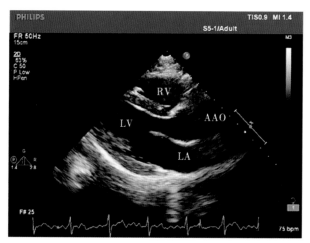

图 4-2-1-2　胸骨旁左心长轴切面显示左心房，左房室口（二尖瓣）通向左心室

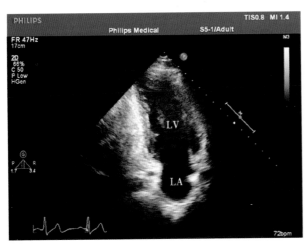

图 4-2-1-3 心尖两腔心切面显示左心房、二尖瓣开口及左室腔

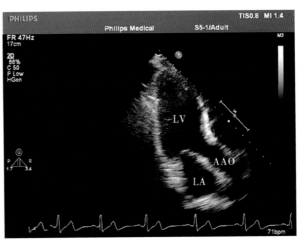

图 4-2-1-4 心尖三腔心切面显示左心房、二尖瓣、左心室、主动脉腔

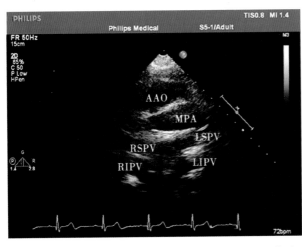

图 4-2-1-5 胸骨上窝短轴切面显示左心房及四支肺静脉，似"螃蟹征"

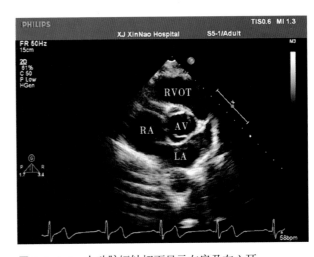

图 4-2-1-6 大动脉短轴切面显示左房及左心耳

形态学左心房 CT 成像

CT 能够显示肺静脉与左心房的连接关系，对左心耳的整体形态显示更好，可以任意切面观察左心房形态，但是对于心耳内血栓的显示不如经食管超声心动图（图 4-2-2-1 ~ 4-2-2-29）。

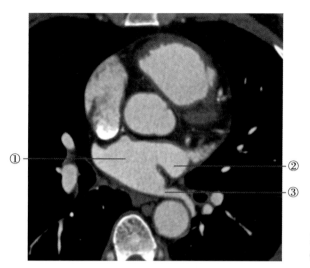

图 4-2-2-1　横断位
①左心房体部；②左房耳；③左肺静脉

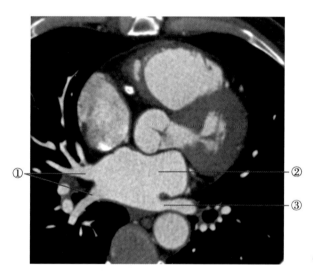

图 4-2-2-2　横断位
①右肺静脉；②左心房体部；③左肺静脉

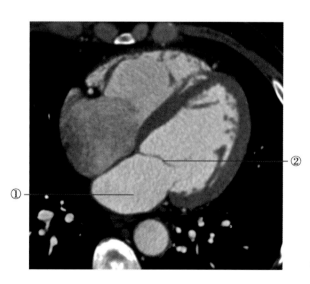

图 4-2-2-3　横断位
①左心房体部；②二尖瓣口

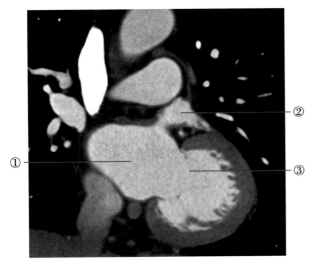

图 4-2-2-4　冠状位
①左心房体部；②左房耳；③二尖瓣口

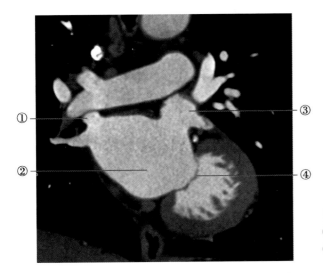

图 4-2-2-5　冠状位
①右肺静脉；②左心房体部；③左房耳；
④二尖瓣口

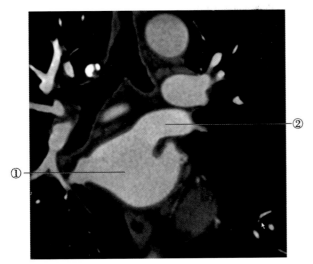

图 4-2-2-6　冠状位
①左心房体部；②左肺静脉

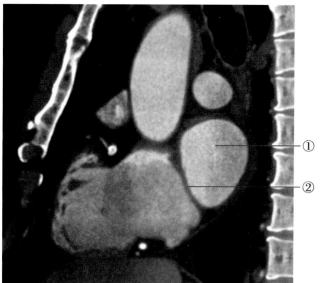

图 4-2-2-7　矢状位
①左心房体部；②房间隔

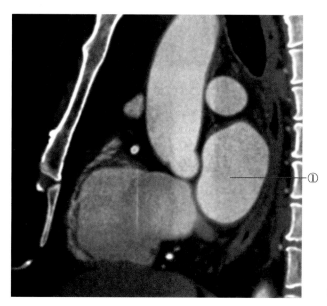

图 4-2-2-8　矢状位
①左心房体部

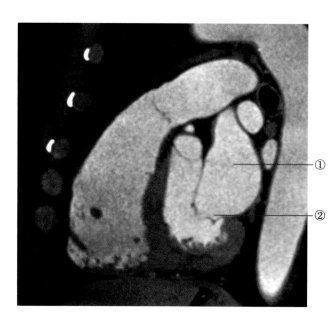

图 4-2-2-9　矢状位
①左心房体部；②二尖瓣口

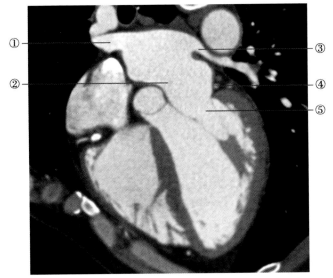

图 4-2-2-10　垂直于室间隔的心脏长轴位
①右肺静脉；②左心房体部；③左肺静脉；
④回旋支；⑤二尖瓣口

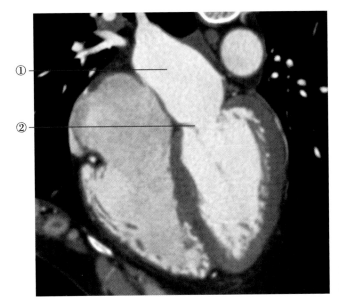

图 4-2-2-11　垂直于室间隔的心脏长轴位
①左心房体部；②二尖瓣口

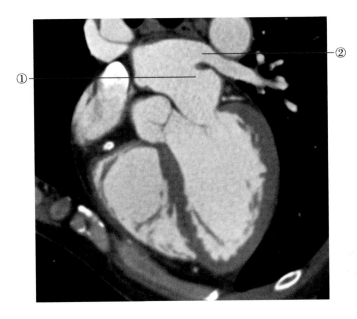

图 4-2-2-12　垂直于室间隔的心脏长
轴位
①左心房体部；②左肺静脉

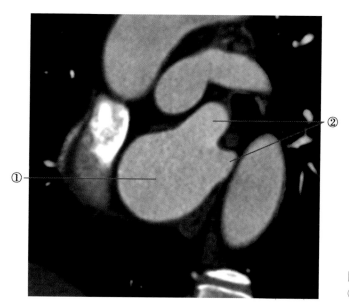

图 4-2-2-13　心脏短轴位
①左心房体部；②左肺静脉

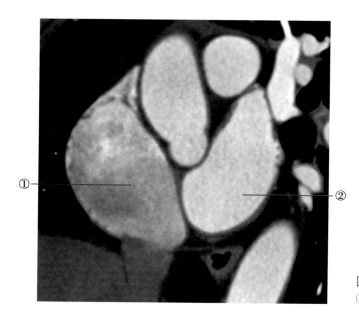

图 4-2-2-14　心脏短轴位
①右心房；②左心房

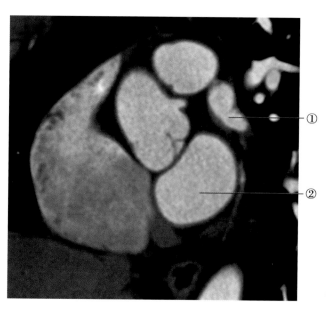

图 4-2-2-15　心脏短轴位
①左房耳；②二尖瓣口

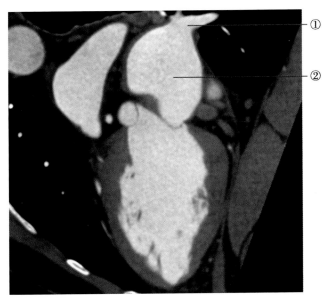

图 4-2-2-16 垂直于室间隔的心脏长轴位
①右肺静脉；②左心房体部

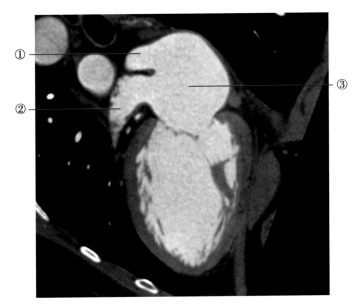

图 4-2-2-17 垂直于室间隔的心脏长轴位
①左肺静脉；②左房耳；③左心房体部

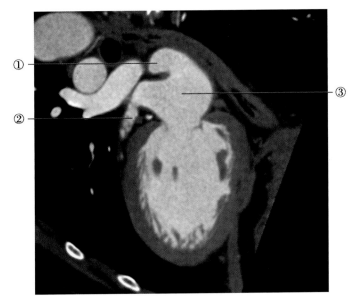

图 4-2-2-18 垂直于室间隔的心脏长轴位
①左肺静脉；②左房耳；③左心房体部

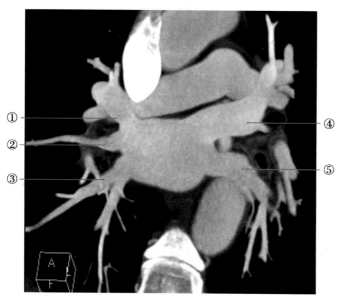

图 4-2-2-19　MIP 图：显示肺静脉与左心房相连
①右上肺静脉；②右中肺静脉；③右下肺静脉；④左上肺静脉；⑤左下肺静脉

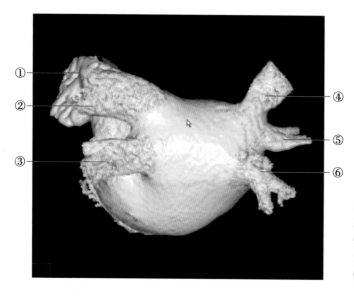

图 4-2-2-20　VR 图：左心房背面观，肺静脉与左心房体部相连
①左房耳；②左上肺静脉；③左下肺静脉；④右上肺静脉；⑤右中肺静脉；⑥右下肺静脉

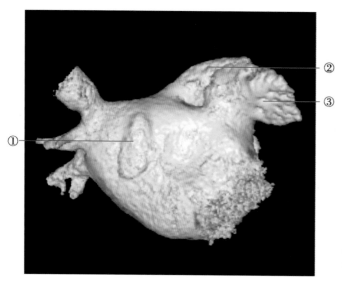

图 4-2-2-21　VR 图：左心房正面观，左上肺静脉开口高于左房耳
①卵圆窝；②左上肺静脉；③左房耳

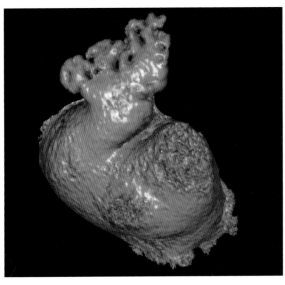

图 4-2-2-22　VR 图，菜花型左房耳，主干极短或缺如，长度小于 40mm，没有大于 10mm 分叶

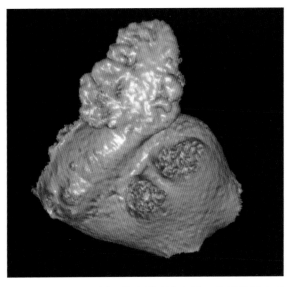

图 4-2-2-23　VR 图：仙人掌型左房耳，主干长度小于 40mm，有两个以上大于 10mm 的分叶

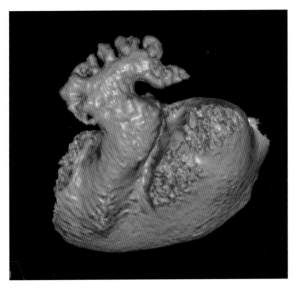

图 4-2-2-24　VR 图：鸡翅型左房耳，主叶长度大于 40mm，主干弯曲明显，主干角度小于 100°

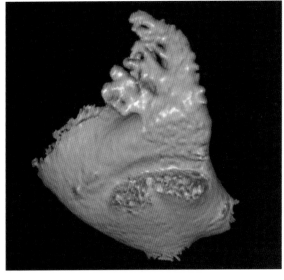

图 4-2-2-25　VR 图：风向标型左房耳，主干长度大于 40mm，没有明显弯曲，主干角度大于 100°

　　CT 左心耳根部测量：在人体横断位上将中心点定位于左房耳口及左房耳长轴得到冠状位，在冠状位上找到左房耳根部与左房耳长轴垂直的切面，即为左房耳口（图 4-2-2-26 ~ 4-2-2-29）。左房耳口形态多为椭圆形和圆形。

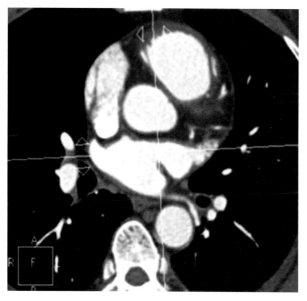

图 4-2-2-26　横断位上十字叉定位于左房耳根部

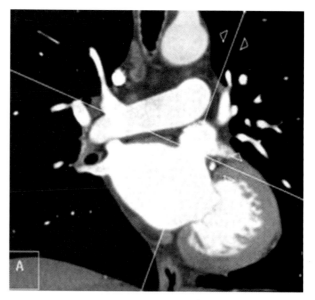

图 4-2-2-27　冠状位上十字叉定位于左房耳根部

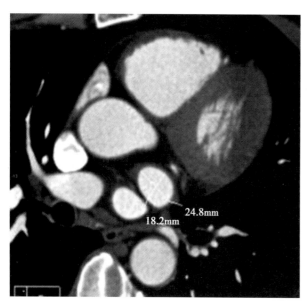

图 4-2-2-28　测量左房耳根部长径与短径

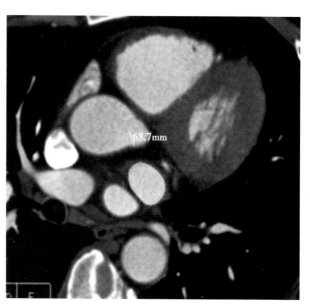

图 4-2-2-29　测量左房耳根部周长

形态学右心室

形态学右心室解剖特点

右心室位于左心室的右前方，前壁较薄，仅及左心室壁厚度的1/3，供应血管相对较少，通常是右心室手术的切口部位。右心室略呈尖端向下的锥体形，由流入道、小梁部和流出道组成。流入道可见三尖瓣叶，三尖瓣腱索与室间隔连接，左心室则无这一特点，而这对超声来说也是一个极佳的判断标志。小梁部相当于右室腔下部，内壁布满粗大的肌小梁，该解剖特点是与左室腔鉴别的要点之一，另一个重要的解剖特点是一宽大的横跨右心室腔内的肌束——调节束。右心室流入道及流出道被一弓形肌性隆起即室上嵴分隔。流出道由肌束环绕形成，其中走行于间隔上的肌束称为隔束，绕向右室前壁的肌束称为壁束，肌束的增厚易致流出道的狭窄（图5-1-1、5-1-2）。

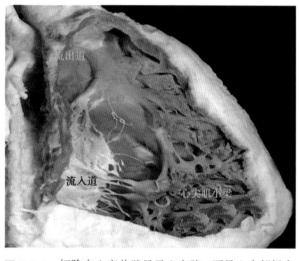

图5-1-1 切除右心室前壁显示心室腔，可见心尖部粗大的肌小梁

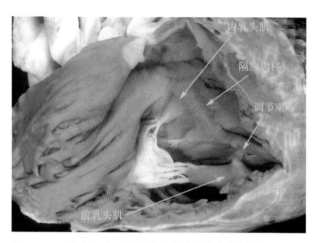

图5-1-2 右心室内可见调节束起自室间隔横穿右心室腔

形态学右心室成像

形态学右心室超声心动图

超声心动图能够显示形态学右心室较粗大的心内膜面（左心室内膜面更光滑），右心室腔内的调节束以及右室流入道及流出道的结构。能够通过三尖瓣叶的瓣下腱索连接室间隔这一解剖特点判断形态学右心室，通过不同切面测量右心室的大小，观察右室各室壁的厚度及运动状态，分析右室舒张及收缩功能的各项指标。基于右心室不规则的形态，临床上常用右心室的面积变化分数来评估右心室的收缩功能。目前，右心室形态和功能的研究是临床和影像学研究的热点（图5-2-1-1 ~ 5-2-1-8）。

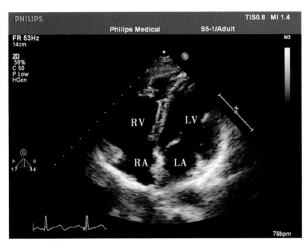

图 5-2-1-1　心尖四腔心切面显示右心室的粗大心内膜面及调节束

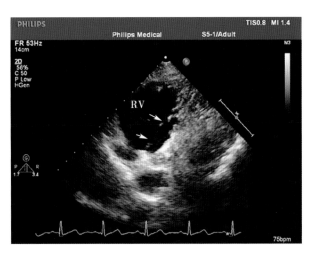

图 5-2-1-2　心尖四腔心切面显示三尖瓣瓣下腱索连于室间隔侧

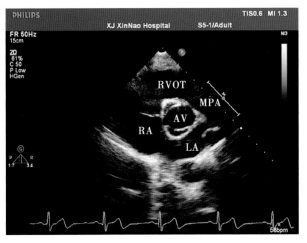

图 5-2-1-3　胸骨旁主动脉短轴切面显示右心室窦部室壁较薄

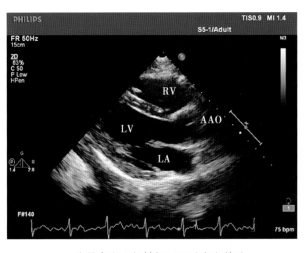

图 5-2-1-4　胸骨旁左心长轴切面显示右室前壁

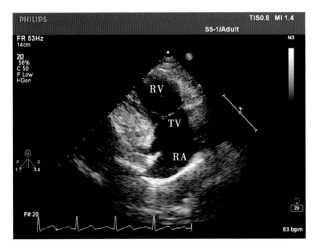

图 5-2-1-5　右室流入道切面显示右室前壁及三尖瓣

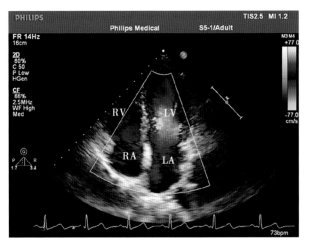

图 5-2-1-6　心尖四腔心切面通过 CDFI 显示右室流入道的血流状态

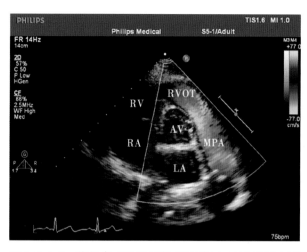

图 5-2-1-7 胸骨旁主动脉短轴切面通过 CDFI 显示右室
流出道的血流状态

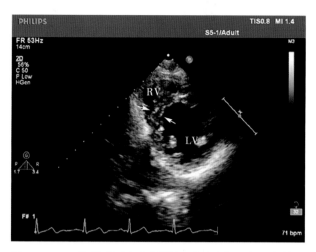

图 5-2-1-8 胸骨旁双心室短轴切面显示左、右心室的心
内膜面对照

形态学右心室 CT 成像

右心室具有壁薄、形态不规则的特点，CT 在右心室功能分析准确性及重复性方面有一定优势，CT 采用回顾性心电门控技术，可重建心动周期中不同时相的图像，准确计算右心室舒张末期及收缩末期容积，定量分析右心室功能（图 5-2-2-1 ～ 5-2-2-21）。

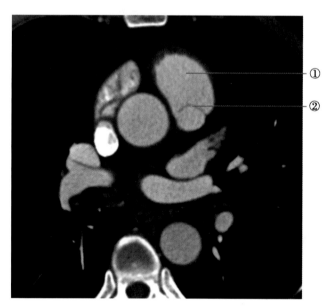

图 5-2-2-1 横断位
①右室流出道；②肺动脉瓣

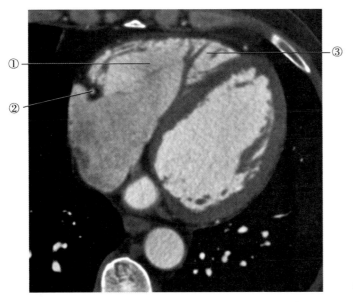

图 5-2-2-2　横断位
①右心室；②右冠状动脉；③调节束

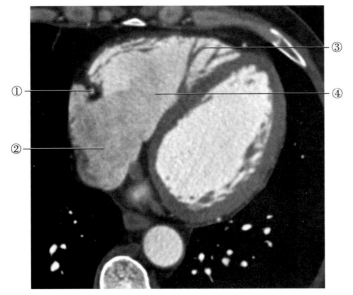

图 5-2-2-3　横断位
①右冠状动脉；②右心房；③调节束；
④右心室

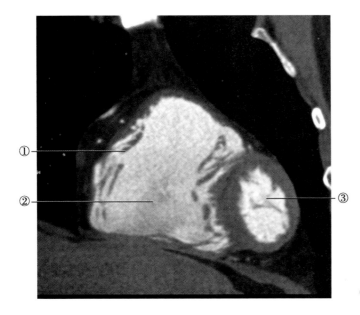

图 5-2-2-4　冠状位
①肌小梁；②右心室；③左心室

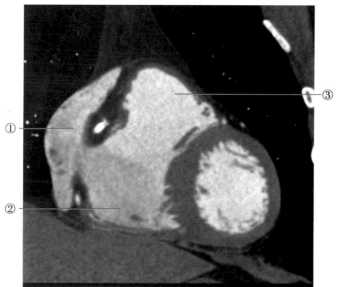

图 5-2-2-5　冠状位
①右心房；②右室流入道；③右室流出道

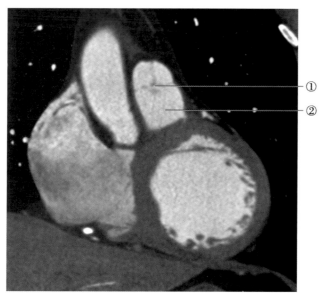

图 5-2-2-6　冠状位
①肺动脉瓣；②右室流出道

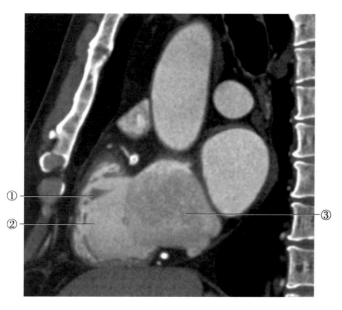

图 5-2-2-7　矢状位
①肌小梁；②右心室；③右心房

　形态学右心室

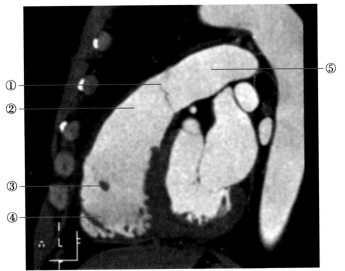

图 5-2-2-8　矢状位
①肺动脉瓣；②右室流出道；③肌小梁；
④右心室肉柱区；⑤主肺动脉

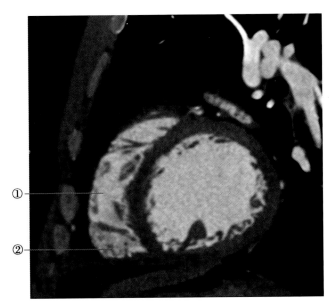

图 5-2-2-9　矢状位
①右心室肉柱区；②肌小梁

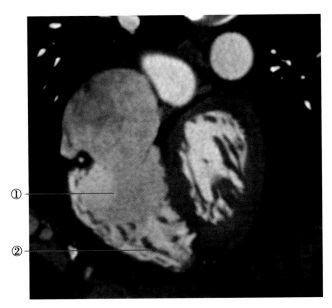

图 5-2-2-10　垂直于室间隔的心脏长轴位
①右心室；②肌小梁

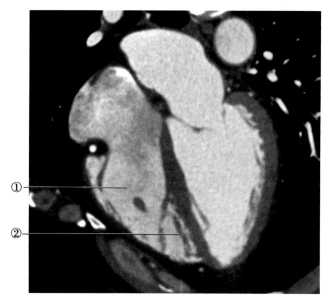

图 5-2-2-11　垂直于室间隔的心脏长轴位
①右心室；②调节束

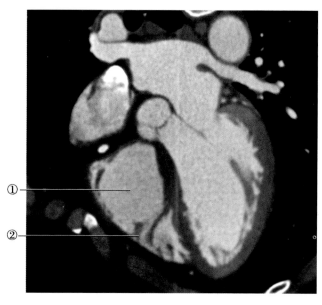

图 5-2-2-12　垂直于室间隔的心脏长轴位
①右心室；②调节束

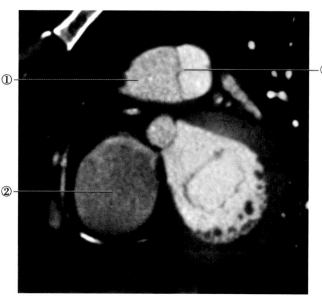

图 5-2-2-13　心脏短轴位
①右室流出道；②三尖瓣口；③肺动脉瓣

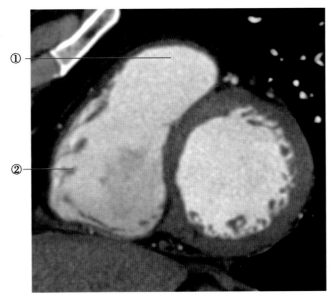

图 5-2-2-14　心脏短轴位
①右室流出道；②肌小梁

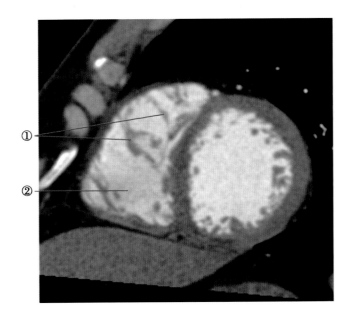

图 5-2-2-15　心脏短轴位
①调节束；②右心室

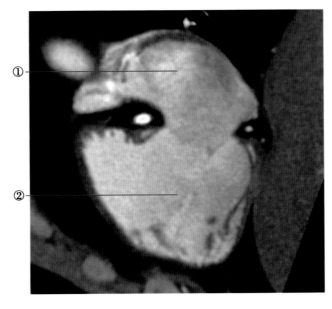

图 5-2-2-16　垂直于室间隔的心脏长轴位
①右心房；②右心室

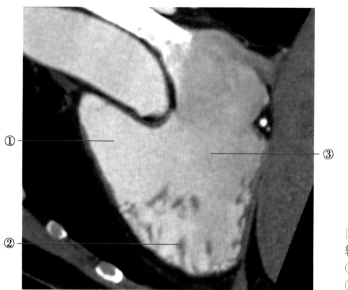

图 5-2-2-17　垂直于室间隔的心脏长轴位
①右室流出道；②右心室肉柱区；③右心室流入道

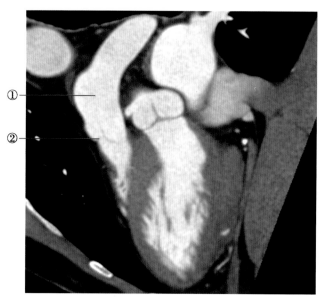

图 5-2-2-18　垂直于室间隔的心脏长轴位
①主肺动脉；②肺动脉瓣

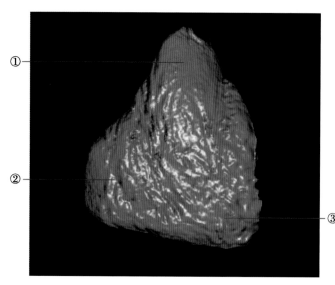

图 5-2-2-19　VR 图：正面观右心室呈三角形
①右室流出道；②右室流入道；③右心室肉柱区

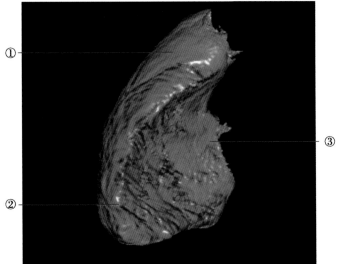

图 5-2-2-20　VR 图：左侧观，显示室间隔弧向右心室
①右室流出道；②右心室肉柱区；③右室流入道

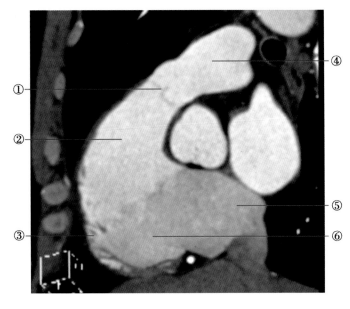

图 5-2-2-21　右室流入道、流出道层面 MPR 重建
①肺动脉瓣；②右室流出道；③肌小梁；④主肺动脉；⑤右心房；⑥右室流入道

形态学左心室

形态学左心室解剖特点

左心室室壁由螺旋形心肌带包绕而成，壁厚而有力，壁厚 9～12mm，约为右心室壁厚度的 3 倍，左心室形状呈捣米臼状，也由流入道、心尖小梁部和流出道组成。流入道包括二尖瓣及其周围区域，二尖瓣基底附于二尖瓣环，游离缘垂入室腔，瓣膜被两个深陷的切迹分为前瓣和后瓣，前瓣呈半卵圆形，位于前内侧，介于左房室口与主动脉口之间，后瓣略似长条形，位于后外侧。小梁化部位于心尖部，有大小不等的肌小梁，其中两组较大的肌小梁构成二尖瓣的前、后乳头肌。左室流出道是左心室前内侧部分，此部壁光滑、无完整的圆锥肌肉，而由肌性室间隔和膜状纤维延续部围绕而成，缺乏伸展性和收缩性，称主动脉口，其周缘有三个彼此相连的、半环形纤维束构成的主动脉瓣环，瓣环附有三个袋口向上、呈半月形的瓣膜，称主动脉瓣，与每瓣相对的主动脉壁向外膨出，称主动脉窦。左右心室的结构差异决定了它们的生理功能，左心室可以承受体循环压力（图 6-1-1、6-1-2）。

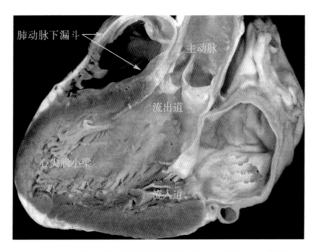

图 6-1-1　心脏长轴的解剖切面显示左心室的三个部分。心尖肌小梁比右心室明显减少

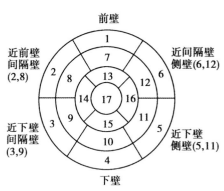

图 6-1-2　左室壁 17 节段划分的牛眼示意图

形态学左心室成像

形态学左心室超声心动图

超声心动图能够显示形态学左心室较光滑的心内膜面、流入道及流出道结构，亦可通过心室的短轴切面判断瓣叶的形态来区别左右心室。观察左室的大小、容积的变化，左室各节段室壁的运动状态以及左室收缩、舒张功能的各项指标变化（图 6-2-1-1～6-2-1-8）。

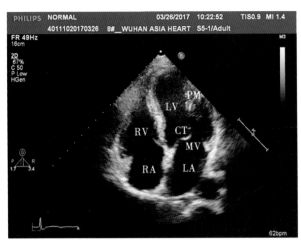

图 6-2-1-1　心尖四腔心切面显示左心室内壁光滑、呈类圆锥体，可见粗大乳头肌、二尖瓣瓣下腱索连于左室侧壁的乳头肌上

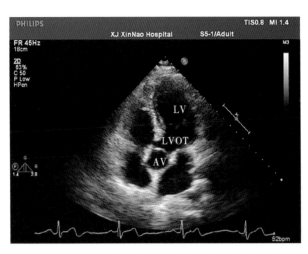

图 6-2-1-2　心尖五腔心切面显示左室流出道、主动脉瓣

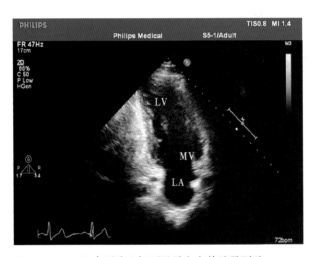

图 6-2-1-3　心尖两腔心切面显示左室前壁及下壁

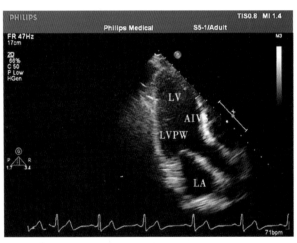

图 6-2-1-4　心尖三腔心切面显示前间隔及左室后壁

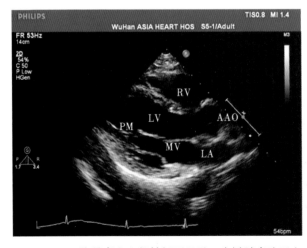

图 6-2-1-5　胸骨旁左心长轴切面显示二尖瓣腱索连于左室后壁的乳头肌上

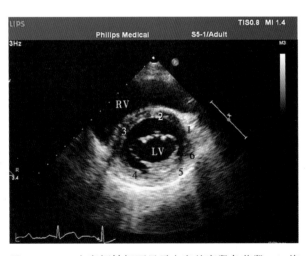

图 6-2-1-6　左室短轴切面显示左室基底段各节段：1. 前壁、2. 前间隔、3. 后间隔、4. 下壁、5. 后壁、6. 侧壁

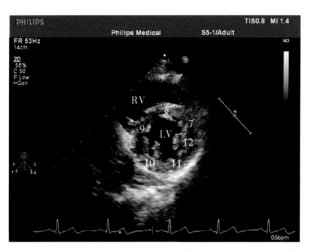 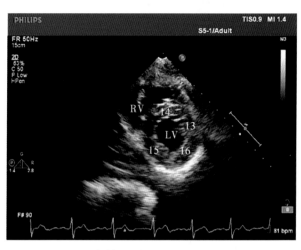

图 6-2-1-7　左室短轴切面显示左室中间段各节段：7. 前壁、8. 前间隔、9. 后间隔、10. 下壁、11. 后壁、12. 侧壁

图 6-2-1-8　左室短轴切面显示左室心尖段各节段：13. 前壁、14. 室间隔、15. 下壁、16. 侧壁

形态学左心室 CT 成像

　　CT 不能实时观察左心室的运动状态，但是可以在显示左心室形态、心室壁厚度的同时观察左室心肌的灌注情况，同时 CT 电影可类似于超声心动图，观察左心室的运动情况并计算左心室 EF 值（图 6-2-2-1 ~ 6-2-2-19）。

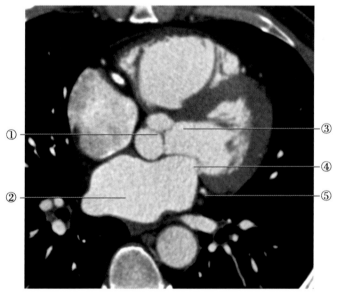

图 6-2-2-1　横断位
①主动脉瓣；②左心房；③左室流出道；④二尖瓣口；⑤回旋支

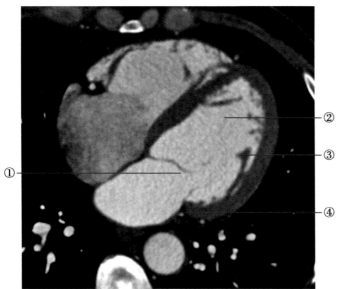

图 6-2-2-2　横断位
①二尖瓣；②左心室；③乳头肌；④回旋支

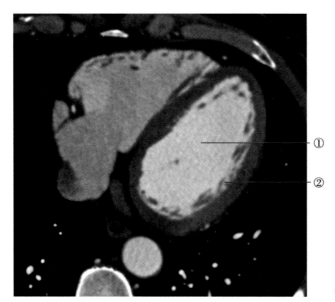

图 6-2-2-3　横断位
①左心室；②肌小梁

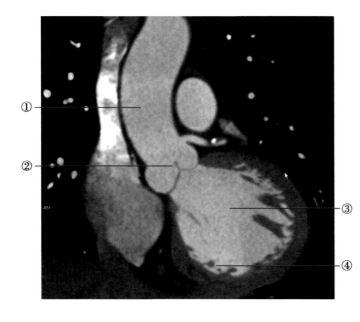

图 6-2-2-4　冠状位
①升主动脉；②主动脉瓣；③左心室；④乳头肌

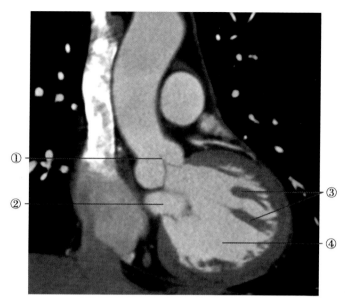

图 6-2-2-5　冠状位
①主动脉瓣；②左心房；③乳头肌；
④左心室

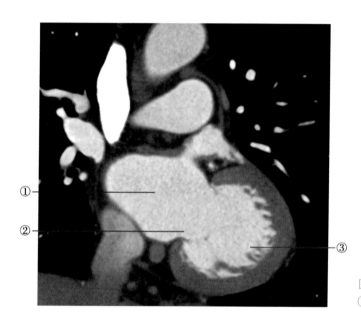

图 6-2-2-6　冠状位
①左心房；②二尖瓣；③左心室

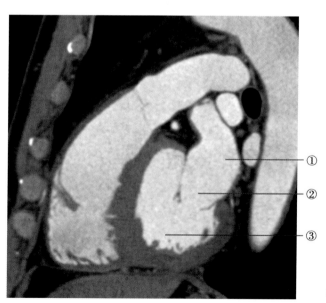

图 6-2-2-7　矢状位
①左心房；②二尖瓣；③左心室

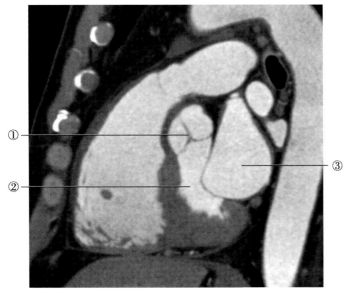

图 6-2-2-8　矢状位
①主动脉瓣；②左室流出道；③左心房

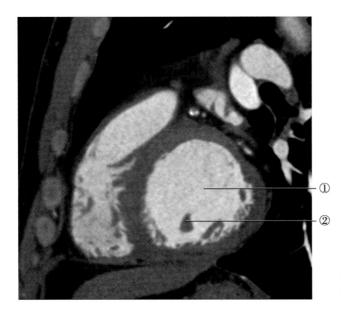

图 6-2-2-9　矢状位
①左心室；②乳头肌

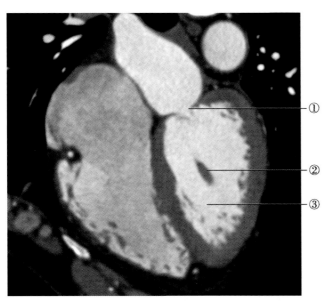

图 6-2-2-10　垂直于室间隔的心脏长轴位
①二尖瓣；②乳头肌；③左心室

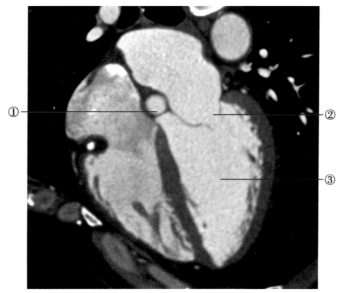

图 6-2-2-11　垂直于室间隔的心脏长轴位
①主动脉瓣；②二尖瓣；③左心室

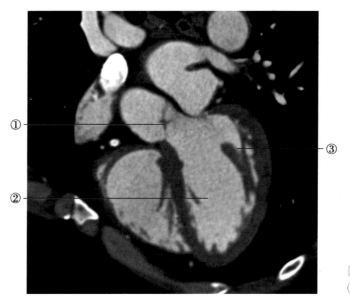

图 6-2-2-12　垂直于室间隔的心脏长轴位
①主动脉瓣；②左心室；③乳头肌

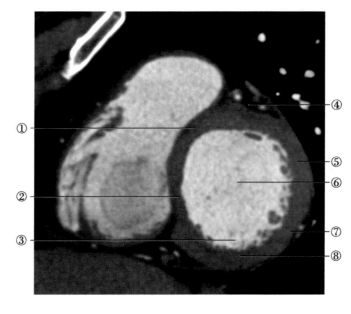

图 6-2-2-13　心脏短轴位：二尖瓣水平
①前间壁；②后间壁；③肌小梁；④前壁；
⑤前侧壁；⑥左心室；⑦下侧壁；⑧下壁

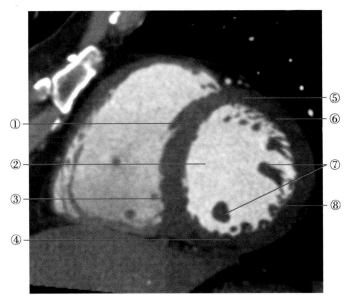

图 6-2-2-14　心脏短轴位：乳头肌切面
①前间壁；②左心室；③后间壁；④下壁；
⑤前壁；⑥前侧壁；⑦乳头肌；⑧下侧壁

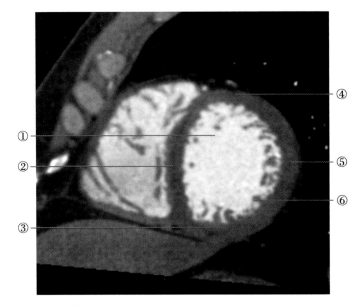

图 6-2-2-15　心脏短轴位：心尖部切面
①左心室；②室间隔；③下壁；④前壁；⑤侧壁；
⑥肌小梁

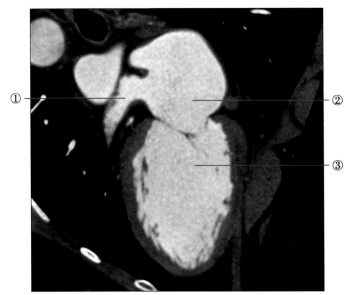

图 6-2-2-16　垂直于室间隔的心脏长轴位
①左房耳；②左心房；③左心室

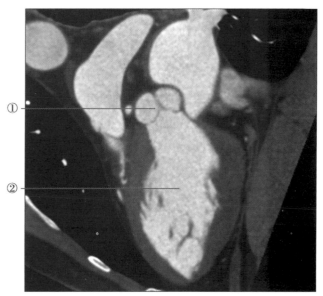

图 6-2-2-17　垂直于室间隔的心脏长轴位
①主动脉瓣；②左心室

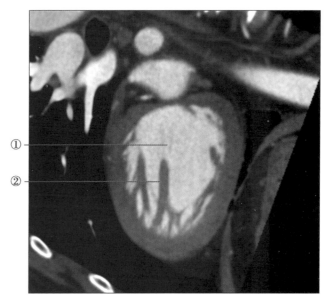

图 6-2-2-18　垂直于室间隔的心脏长轴位
①左心室；②乳头肌

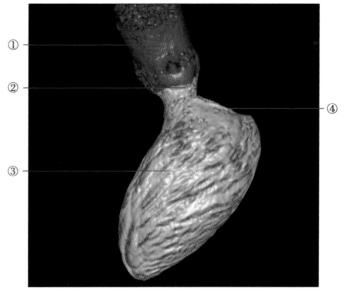

图 6-2-2-19　左心室 VR 图
①升主动脉；②左室流出道；③左心室；④二尖瓣口

二尖瓣复合体

二尖瓣复合体解剖特点

二尖瓣复合体由瓣环、瓣叶、腱索和乳头肌及支持它们的左室壁组成。二尖瓣装置的功能是由这些解剖结构间错综复杂的功能协调来完成的，每一结构都有其独特的功能。二尖瓣装置能否正常运行，有赖于瓣叶、瓣环、腱索、乳头肌及相关左室壁结构和功能的协调，任一部分功能异常均可导致不同程度的二尖瓣返流等功能障碍（图7-1-1）。

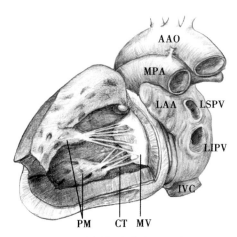

图7-1-1　二尖瓣复合体各个组件，二尖瓣在心脏左侧，连接左心房、左心室

（1）瓣环：二尖瓣环由肌肉和纤维组织构成，是瓣叶的结构依附，它呈双曲抛物面形状（即马鞍状）。瓣环在左房和左室的心内膜间延伸，与瓣膜组织融合于瓣环边界内。二尖瓣瓣环水平的瓣口面积成年女性大约6.5cm²，成年男性约8cm²。舒张和收缩时，瓣环大小相差23%～42%。在整个心动周期，瓣环的大小、形状和位置呈动态变化。在舒张期，瓣环随左室后壁向外扩大，其形状变得更圆。

（2）瓣叶：二尖瓣有前、后两个瓣叶。前叶呈三角形，具有较大的径向表面，其附着缘约占瓣环周径的1/3。后叶呈四边形，环周附着缘较长，占瓣环2/3。两个瓣叶均分为三个独立的扇贝状叶片：前叶为A1、A2及A3；后叶为P1、P2及P3（分别从左至右排列），并有一对前外与后内的瓣叶交界。瓣叶分区对精确定位瓣叶脱垂部位与二尖瓣的解剖病变有特殊的作用。

（3）腱索：腱索连接瓣膜组织到乳头肌或心肌，在生理状态下，它的伸展性不超过10%，腱索长短不一，从瓣膜到心肌的长度在0.2～3cm之间。腱索从心室发出单一突起后，逐级分为细小的腱索和瓣膜相连。腱索以半圆形方式嵌入乳头肌中。从乳头肌最低的部分发出的腱索被称为支柱腱索，因为它支撑着瓣叶的中心部分。在解剖上，根据腱索垂直附着在瓣叶的位置，腱索被分为边缘腱索、中间腱索和基底部腱索。边缘腱索也叫一级腱索，附着在瓣叶的边缘防止瓣叶游离缘外翻。中间腱索也叫二级腱索，附着在瓣叶的中间部分或心室面的粗糙带，预防瓣叶卷曲和瓣叶穹隆状突起。基底部腱索也叫三级腱索，在三种腱索中形态最大，它嵌入瓣环维持心室的几何形态。

（4）乳头肌：从左室游离壁发出两组乳头肌，前外侧乳头肌常常是单一的，并且比后内乳头肌大，它位于左室左后侧；后内侧乳头肌呈U形，位于左室后壁室间隔边缘附近，它可有两个或更多的次级乳头肌。后内侧乳头肌常由右冠状动脉供血，而前外侧乳头肌接受前降支和回旋支的双重血供，因此后内侧乳头肌更易因缺血导致损害而影响瓣膜功能（图7-1-2、7-1-3）。

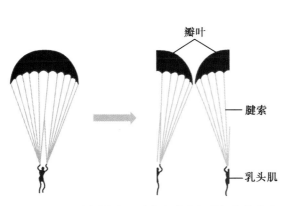

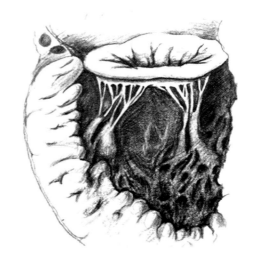

图 7-1-2 二尖瓣瓣叶、腱索和乳头肌形似降落伞张开的状态

图 7-1-3 二尖瓣复合体图示瓣环、瓣叶、腱索和乳头肌及支持它们的左室壁

二尖瓣复合体成像

二尖瓣复合体超声心动图

　　超声心动图显示二尖瓣复合体的各个结构，包括瓣环、瓣叶、腱索、乳头肌及相关左室壁心肌的结构变化，能动态、实时、准确地评估二尖瓣的功能。比如二尖瓣环异常，包括瓣环损害、瓣环扩大、瓣环钙化。超声心动图显示二尖瓣复合体的四个标准切面有：心尖四腔心切面、心尖两腔心切面、左心室长轴切面及左心室短轴切面（图 7-2-1-1 ～ 7-2-1-11）。

　　心尖四腔心切面：主要显示前外联合。

　　心尖两腔心切面：主要显示内外联合处的连续性。

　　左心室长轴切面：显示前叶中段、后叶中段。

　　左心室短轴切面：显示前叶、后叶的三个分区。

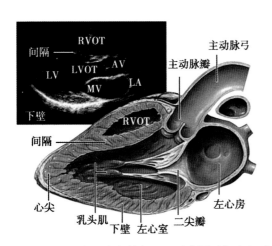

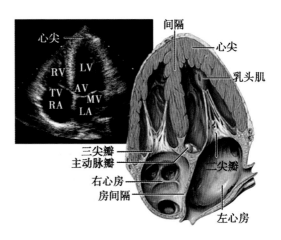

图 7-2-1-1　左心室长轴切面，示意图及超声心动图切面对照。二尖瓣在心脏左侧，连接左心房、左心室

图 7-2-1-2　心脏四腔切面，示意图及超声心动图切面对照。二尖瓣在心脏左侧，连接左心房、左心室

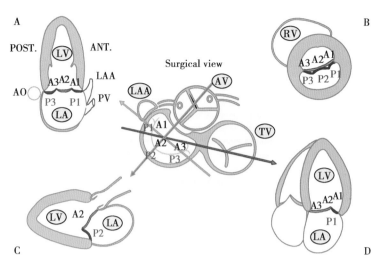

图 7-2-1-3　超声各切面显示二尖瓣分区示意图

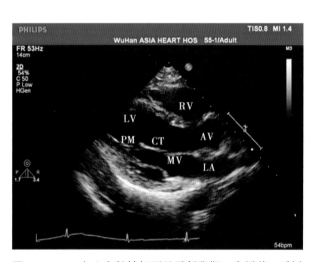

图 7-2-1-4　左心室长轴切面显示舒张期二尖瓣前、后瓣瓣叶开放，瓣下腱索分别连接对应的乳头肌

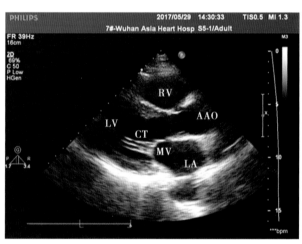

图 7-2-1-5　左心室长轴切面显示收缩期二尖瓣前、后瓣瓣叶对合良好，瓣下腱索分别连接对应的乳头肌

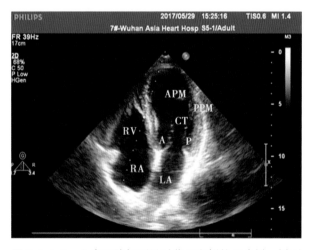

图 7-2-1-6　心尖四腔切面显示位于左侧的二尖瓣、瓣下腱索分别连接对应的乳头肌

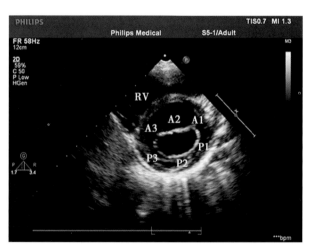

图 7-2-1-7　左心室短轴切面二尖瓣开口水平舒张期二尖瓣呈"鱼嘴样"开放

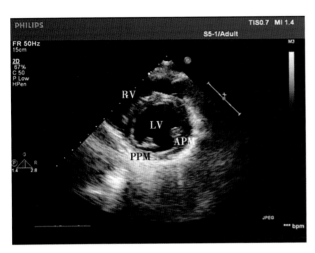

图 7-2-1-8　左心室中段短轴切面二尖瓣左前、右后 2 组乳头肌

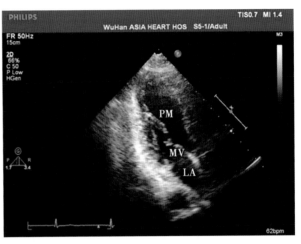

图 7-2-1-9　心尖三腔心切面显示二尖瓣前、后瓣瓣叶，瓣下腱索分别连接对应的乳头肌

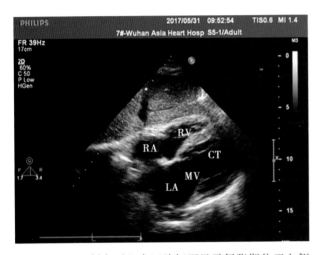

图 7-2-1-10　剑突下心尖四腔切面显示舒张期位于左侧的二尖瓣前、后瓣瓣叶开放状态，瓣下腱索分别连接对应的乳头肌

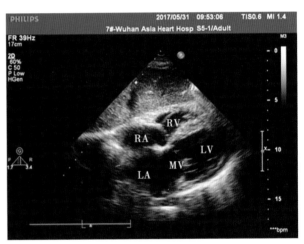

图 7-2-1-11　剑突下心尖四腔切面显示收缩期位于左侧的二尖瓣前、后瓣瓣叶对合状态，瓣下腱索分别连接对应的乳头肌

二尖瓣复合体 CT 成像

二尖瓣复合体成像的 CT 优势不如超声心动图。CT 的作用主要体现在显示二尖瓣的大致形态、增厚及钙化改变等方面。CT 采用的重建断面较为丰富，既可以参考超声心动图标准切面，也能够从体轴的横断位、心脏的长、短轴位以及心脏组织结构的局部平面做多平面重建。通过 CT 的原始横断位图像及各种重建多平面图像，可以观察二尖瓣开放及关闭状态，可以对二尖瓣的长度、二尖瓣瓣口面积及二尖瓣的附着缘长度等数据进行测量（图 7-2-2-1 ～ 7-2-2-24）。

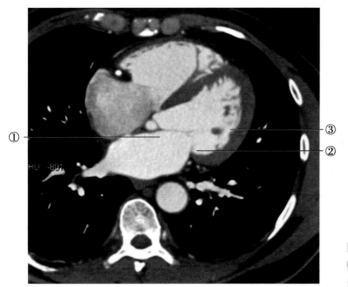

图 7-2-2-1　横断位
①二尖瓣前瓣；②二尖瓣后瓣；③二尖瓣前组乳头肌

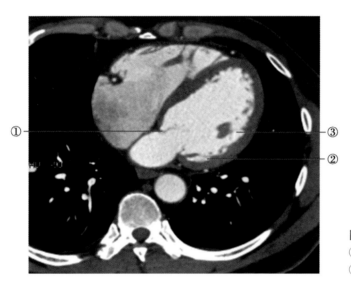

图 7-2-2-2　横断位
①二尖瓣前瓣；②二尖瓣后瓣；
③二尖瓣后组乳头肌

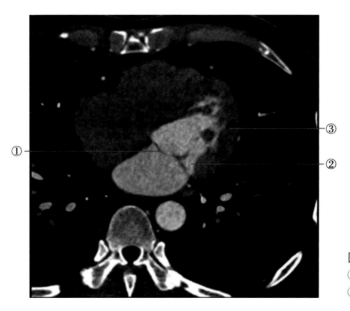

图 7-2-2-3　横断位
①二尖瓣前瓣；②二尖瓣后瓣；
③二尖瓣前组乳头肌

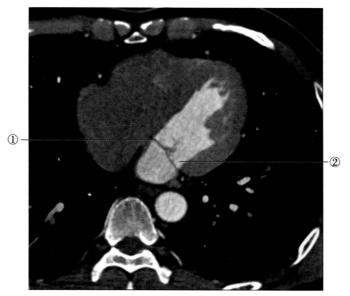

图 7-2-2-4 横断位
①二尖瓣前瓣；②二尖瓣后瓣

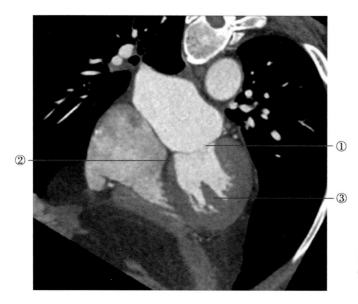

图 7-2-2-5 垂直于室间隔的心脏长轴位
①二尖瓣前瓣；②二尖瓣后瓣；③二尖瓣后组乳头肌

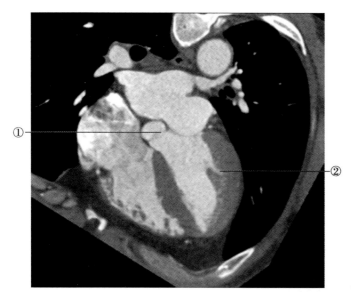

图 7-2-2-6 垂直于室间隔的心脏长轴位
①二尖瓣前瓣；②二尖瓣前组乳头肌

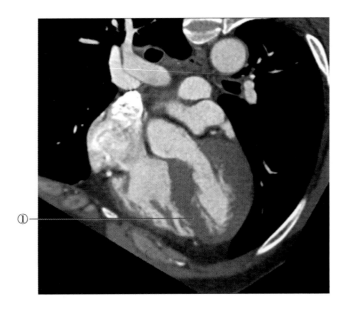

图 7-2-2-7　垂直于室间隔的心脏长轴位
①二尖瓣腱索

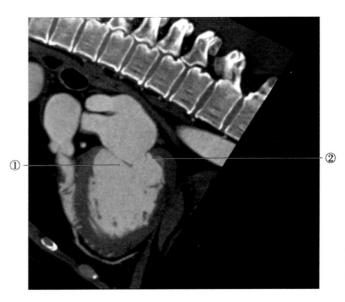

图 7-2-2-8　平行于室间隔的心脏长轴位舒张期
①二尖瓣前瓣；②二尖瓣后瓣

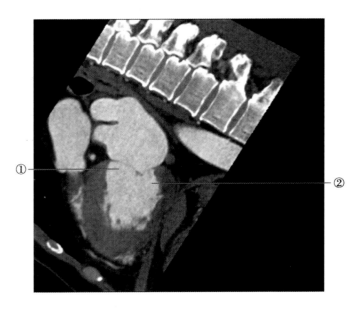

图 7-2-2-9　平行于室间隔的心脏长轴位收缩期
①二尖瓣前瓣；②二尖瓣后瓣

二尖瓣复合体

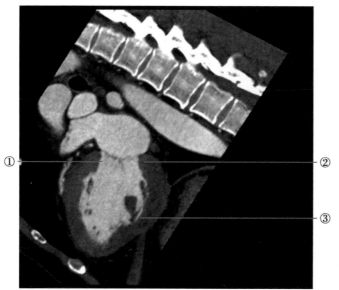

图 7-2-2-10　平行于室间隔的心脏长
轴位收缩期
①二尖瓣前瓣；②二尖瓣后瓣；③二
尖瓣后组乳头肌

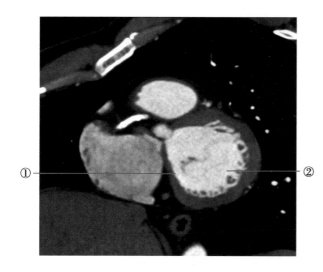

图 7-2-2-11　心脏短轴位
①二尖瓣前瓣；②二尖瓣后瓣

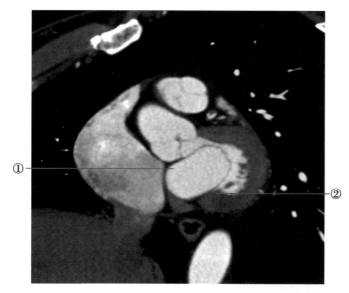

图 7-2-2-12　心脏短轴位舒张期
①二尖瓣前瓣；②二尖瓣后瓣

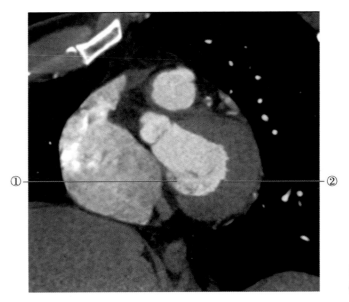

图 7-2-2-13　心脏短轴位收缩期
①二尖瓣前瓣；②二尖瓣后瓣

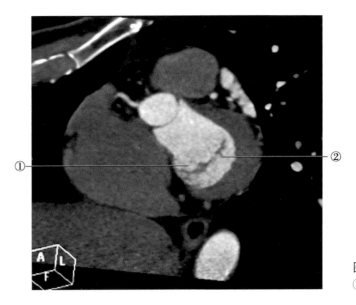

图 7-2-2-14　心脏短轴位收缩期
①二尖瓣前瓣；②二尖瓣后瓣

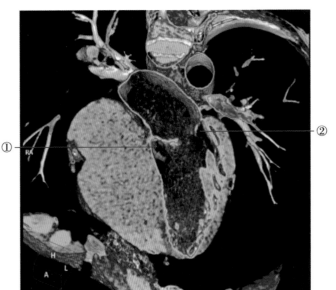

图 7-2-2-15　垂直于室间隔的心脏长
轴位二尖瓣层面 VR 镂空图像
①二尖瓣前瓣；②二尖瓣后瓣

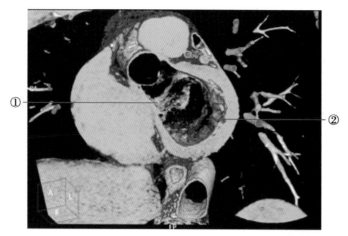

图 7-2-2-16　心脏短轴位二尖瓣层
面 VR 镂空图像
①二尖瓣前瓣；②二尖瓣后瓣

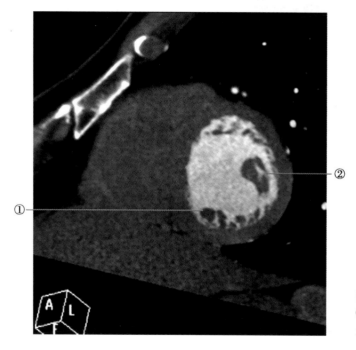

图 7-2-2-17　心脏短轴位收缩期
①二尖瓣后组乳头肌；②二尖瓣前
组乳头肌

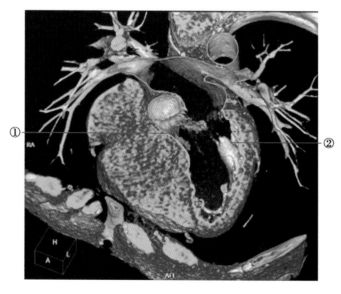

图 7-2-2-18　垂直于室间隔的心脏长轴位
二尖瓣层面 VR 镂空图像
①二尖瓣前组腱索；②二尖瓣前组乳头肌

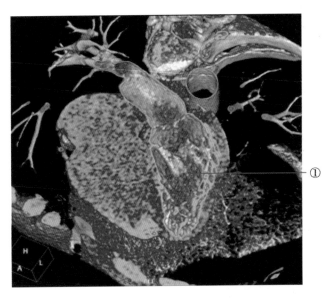

图 7-2-2-19　垂直于室间隔的心脏长
轴位二尖瓣层面 VR 镂空图像
①二尖瓣后组乳头肌

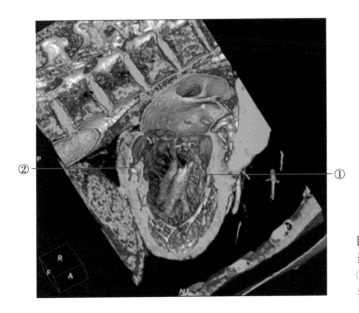

图 7-2-2-20　平行于室间隔的心脏
长轴位乳头肌层面 VR 镂空图
①二尖瓣前组乳头肌；②二尖瓣后组
乳头肌

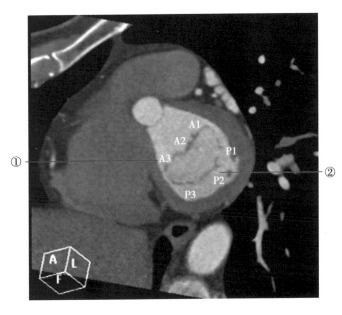

图 7-2-2-21　心脏短轴位二尖瓣层面：二
尖瓣前、后瓣叶分为 A1、A2、A3 及 P1、
P2、P3 六个区
①二尖瓣前瓣；②二尖瓣后瓣

二尖瓣复合体

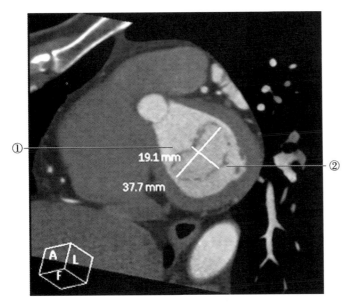

图 7-2-2-22　心脏短轴位二尖瓣层面：在这
个层面可以测量二尖瓣的长径及短径
①二尖瓣前瓣；②二尖瓣后瓣

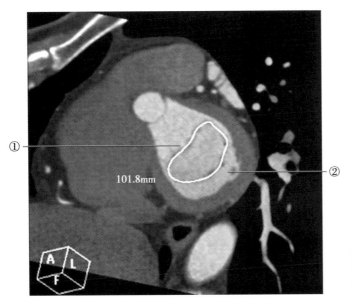

图 7-2-2-23　心脏短轴位二尖瓣层面：
在这个层面可以测量二尖瓣瓣口的周长
①二尖瓣前瓣；②二尖瓣后瓣

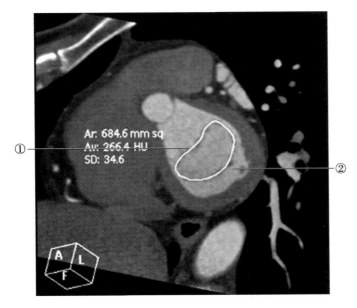

图 7-2-2-24　心脏短轴位二尖瓣层面：
在这个层面可以测量二尖瓣瓣口的面积
①二尖瓣前瓣；②二尖瓣后瓣

二尖瓣复合体

三尖瓣复合体

三尖瓣复合体解剖特点

三尖瓣位于右心房与右心室之间，由三个瓣叶组成，瓣叶借瓣环附着于右房室孔上，可分为瓣环、瓣膜、腱索和乳头肌四部分，它们在功能和结构上是一个整体，称三尖瓣复合体，其无论从形态学上、功能角度、疾病发生过程中的相关性还是从临床诊治过程出发，都可以被看做一个整体。三尖瓣复合体是心脏纤维支架的重要组成部分，是右心室内的主要结构，是右室流入道的主体，在心脏立体形态的维持和血流动力学方面发挥重要作用。

（1）瓣环：三尖瓣环和二尖瓣环不在同一水平，一般较二尖瓣瓣环稍低。三尖瓣环是三尖瓣的附着缘，也是心脏纤维支架的组成部分。瓣环略呈三角形，其中一个角即相当于隔瓣前端与中心纤维体相连。三尖瓣环的隔瓣附着部向前横跨膜部室间隔中部，将膜样室间隔分为两半，上半部为左心室－右心房间隔，下半部为心室间隔。三尖瓣环可分为两部分，即固定部分与游离部分。相当于隔叶在室间隔的附着缘的部分瓣环为固定部分，无伸缩性。近右房室沟处的三尖瓣环为游离部分，主要是三尖瓣前叶的附着缘，可随心室腔的扩大而伸长，是施行三尖瓣环缩的主要部分。

（2）瓣叶：三尖瓣叶包括前瓣、隔瓣和后瓣，瓣叶的游离缘亦常有深浅不等的裂缺，称扇叶切迹，它们将瓣叶分为若干扇叶，其中前瓣可有1～3个扇叶，以1个扇叶多见，后瓣有1～4个扇叶，以2个扇叶为主，隔瓣也有1～3个扇叶，但多为1个扇叶。前瓣宽大，是维持三尖瓣功能的主要部分，后瓣最小，隔叶贴于室间隔上，以许多小腱索起于室间隔壁，另有小部分起于乳头肌。前瓣、隔瓣交界与膜部室间隔相邻，是先天性心脏畸形的好发部位之一。肺动脉高压或其他原因导致三尖瓣瓣环扩大时，后瓣－隔瓣交界处出现反流。

（3）腱索：腱索可分为真腱索与假腱索。真腱索是指一头起源于乳头肌，或起源于右心室后壁或侧壁，另一头附着于瓣叶的腱索。而另一头附着于瓣叶以外的其他部位的腱索称为假腱索。腱索按部位分为五种类型，包括扇状腱索、粗糙带腱索、游离区腱索、深腱索及基底带腱索。按功能将腱索分为两大类：第一类叫牵拉腱索，为长短和粗细不一的条索状纤维组织，其功能是控制瓣膜的开关，止于瓣膜的游离缘或粗糙带；第二类叫基底腱索，为起自心室内壁的纤维薄膜，或起自肉柱顶端的一小段纤维薄膜，止于瓣膜基底带，其功能是把瓣膜固定于瓣环上。牵拉腱索往往有Ⅰ、Ⅱ、Ⅲ级分支，分别止于瓣膜的游离缘至闭合线的各部，有的牵拉腱索止于粗糙带后，继续发出薄束纤维，前行至瓣膜的基底带，与基底腱索或瓣环相连，对瓣膜进一步进行加固。

（4）乳头肌：乳头肌分为前、后、隔和漏斗部4群，体积均较小，并向心腔突出，大多数有一定的活动度。前乳头肌是三尖瓣最大的乳头肌，和室间隔有许多大肌束相连，其中有一条较粗的肌束称为调节束，通过游离心室腔连于前乳头肌和室上嵴之间，内有传导系的右束支走行。前乳头肌向前后联合及其毗邻的前瓣和后瓣发出腱索。后乳头肌较小，以其腱索连于后瓣。当后乳头肌缺如时，由邻近的隔乳头肌发出腱索来代替。隔乳头肌位于室间隔肌部的右室面，数目较多且细小，甚至有11%的心脏缺如。漏斗部乳头肌呈锥体状，故又称圆锥乳头肌，在隔瓣与前瓣交界处下方由室上嵴下缘发出，由于乳头肌短小，活动度甚微，是右心室内手术时的重要外科标志（图8-1-1）。

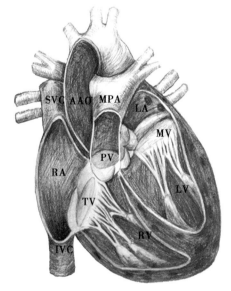

图8-1-1　三尖瓣及二尖瓣示意图

三尖瓣复合体成像

三尖瓣复合体超声心动图

　　超声心动图可显示三尖瓣复合体各个组件连接关系和附着位置，能探查三尖瓣开放和闭合活动状态。由于右心室几何结构的特殊性，传统超声检查不易获得完整清晰图像，二维超声不能完整显示三尖瓣环的立体结构，不能反映三尖瓣环的形态，应该多切面扫查获取相应切面进行综合分析，主要有以下切面：心尖四腔心切面、右室流入道切面、大动脉短轴切面、剑突下四腔心切面、剑突下双房切面（图8-2-1-1 ～ 8-2-1-9）。

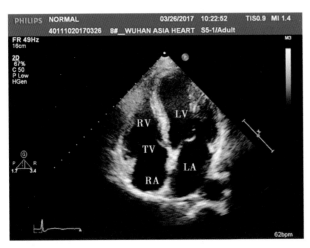

图 8-2-1-1　心尖四腔切面显示舒张期三尖瓣前瓣和隔瓣呈开放状态

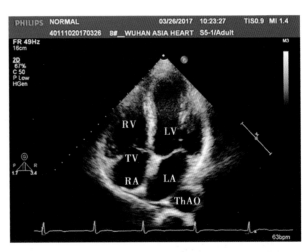

图 8-2-1-2　心尖四腔切面显示收缩期三尖瓣前瓣和隔瓣关闭时对合

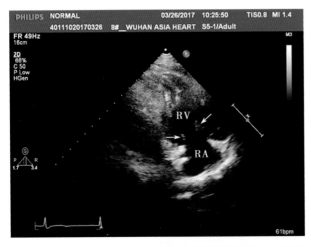

图 8-2-1-3　心尖右室流入道切面显示舒张期三尖瓣前瓣、后瓣开放状态

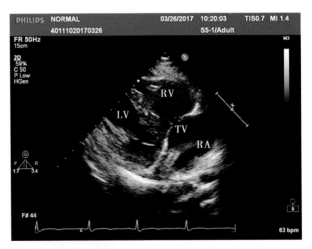

图 8-2-1-4　胸骨旁右室流入道切面显示收缩期三尖瓣前瓣和后瓣关闭时对合

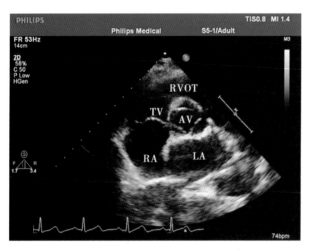

图 8-2-1-5 主动脉短轴切面显示收缩期三尖瓣前瓣和隔瓣关闭时对合

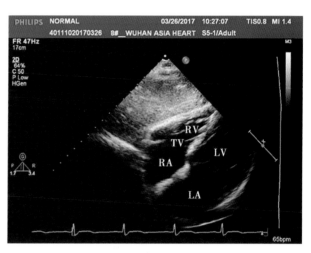

图 8-2-1-6 剑突下四腔心切面显示舒张期三尖瓣前瓣和隔瓣呈开放状态

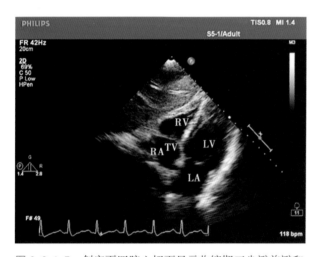

图 8-2-1-7 剑突下四腔心切面显示收缩期三尖瓣前瓣和隔瓣关闭状态时对合

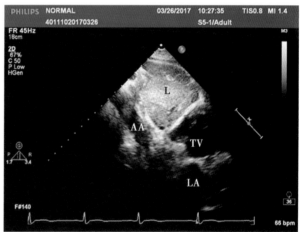

图 8-2-1-8 剑突下双房切面显示舒张期三尖瓣前瓣和隔瓣呈开放状态

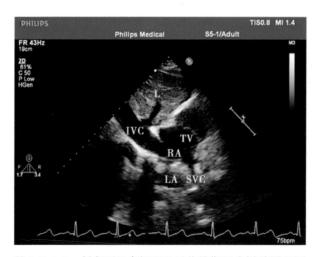

图 8-2-1-9 剑突下双房切面显示收缩期三尖瓣前瓣和隔瓣关闭时对合

三尖瓣复合体 CT 成像

三尖瓣叶相当菲薄，在 CT 上三尖瓣叶较难分辨（图 8-2-2-1 ~ 8-2-2-12）。

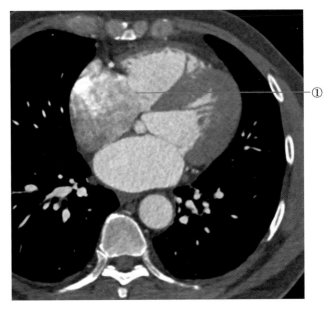

图 8-2-2-1　横断位
①三尖瓣前瓣

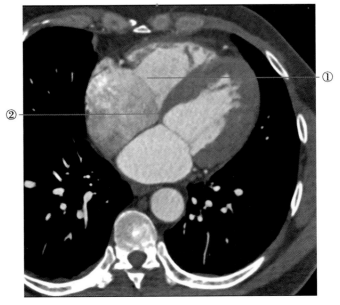

图 8-2-2-2　横断位
①三尖瓣前瓣；②三尖瓣隔瓣

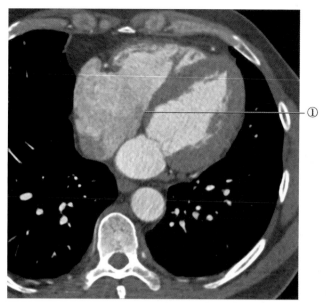

图 8-2-2-3　横断位
①三尖瓣隔瓣

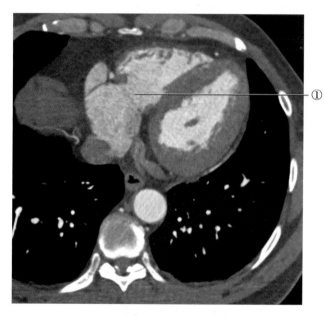

图 8-2-2-4　横断位
①三尖瓣后瓣

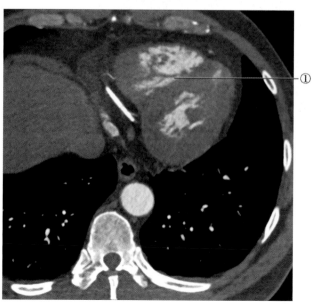

图 8-2-2-5　横断位
①三尖瓣后组腱索

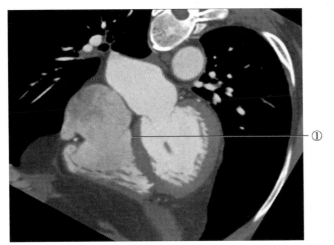

图 8-2-2-6　垂直于室间隔的心脏长轴位
①三尖瓣后瓣

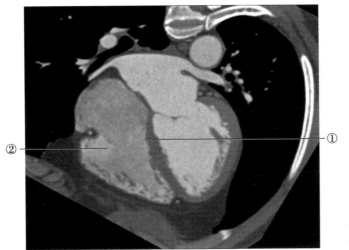

图 8-2-2-7　垂直于室间隔的心脏长轴位
①三尖瓣隔瓣；②三尖瓣后瓣

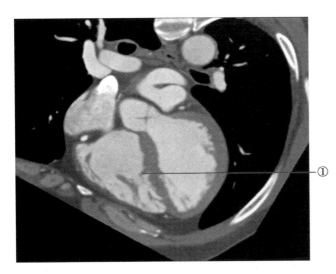

图 8-2-2-8　垂直于室间隔的心脏长轴位
①三尖瓣前组乳头肌

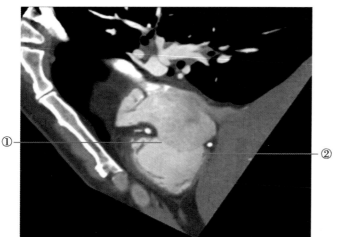

图 8-2-2-9　平行于室间隔的心脏长轴位
①三尖瓣前瓣；②三尖瓣后瓣

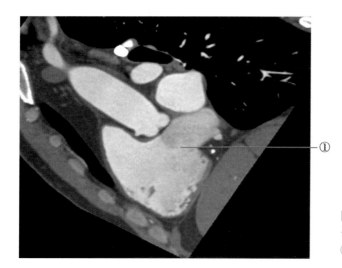

图 8-2-2-10　平行于室间隔的心脏长轴位
①三尖瓣隔瓣

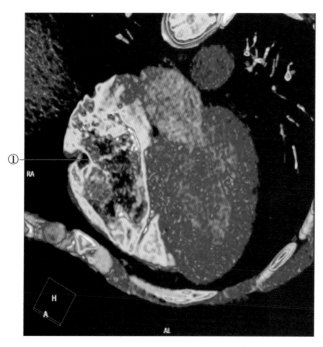

图 8-2-2-11　垂直于室间隔的心脏长轴位的三尖瓣层面镂空 VR 图
①三尖瓣

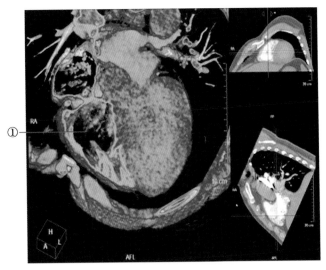

图 8-2-2-12　垂直于室间隔的心脏长轴位的三尖瓣层面镂空
VR 图像
①三尖瓣乳头肌

房间隔

房间隔解剖特点

房间隔为分隔左、右心房的结构，正常人的左心房位于右心房的左后上方，房间隔与人体矢状面和冠状面均成约45°角。房间隔是由厚薄不均的肌性和纤维性组织构成，中央菲薄的膜样组织为卵圆窝，卵圆窝组织由原发隔组成，窝底厚仅1mm，窝中点有窦道样裂隙，卵圆窝外的房间隔主要由继发隔形成，为肌性组织，厚3~4mm，按照原发隔与继发隔重叠部分融合的情况分为完全融合、非完全融合和不融合，而非完全融合模式中大部分合并开口于左心房的间隔憩室，小部分合并开口于右心房的间隔憩室，这一结构的形成增加了血栓形成及肺栓塞或动脉系统栓塞的风险。

房间隔的毗邻关系：房间隔的前方为主动脉无冠窦，前下方左侧面为二尖瓣环，右侧面距三尖瓣隔瓣瓣环附着点约1.0cm，后方为冠状静脉窦、下腔静脉、右下肺静脉，上方为升主动脉和上腔静脉，后上方为右上肺静脉左心房开口（图9-1-1）。

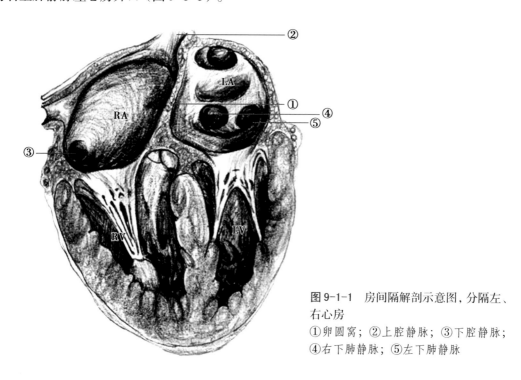

图9-1-1 房间隔解剖示意图，分隔左、右心房
①卵圆窝；②上腔静脉；③下腔静脉；④右下肺静脉；⑤左下肺静脉

房间隔成像

房间隔超声心动图

经胸超声心动图（TTE）上可显示房间隔的切面有：主动脉短轴切面、心尖四腔切面、剑突下双房切面。需要注意的是心尖四腔切面所显示的房间隔因回声失落现象容易被误诊为房间隔缺损，这一问题的解决方法是在剑突下双房切面上进行确认，如果剑突下切面显示不佳，则可进行经食管超声检查或右心声学造影（图9-2-1-1 ~ 9-2-1-7）。

主动脉短轴切面：显示房间隔与无冠窦的关系、房间隔的肺静脉边缘。

心尖四腔心切面：显示房间隔与二、三尖瓣的关系及近瓣环的边缘、房间隔的房顶边缘。

剑突下双房切面：是显示房间隔的金标准切面，此切面显示房间隔的上、下腔静脉边缘。

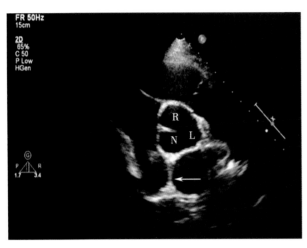

图 9-2-1-1 TTE 主动脉短轴切面显示房间隔（箭头处）与无冠窦毗邻

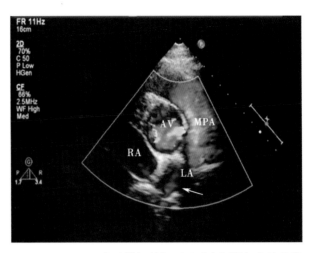

图 9-2-1-2 TTE 主动脉短轴切面显示房间隔与右肺静脉（箭头处）毗邻

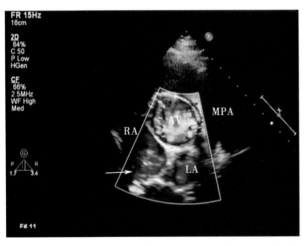

图 9-2-1-3 TTE 主动脉短轴切面显示房间隔与下腔静脉（箭头处）毗邻

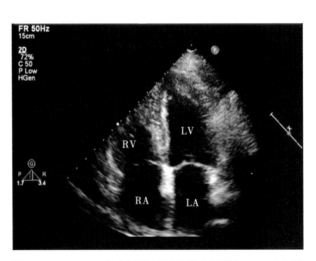

图 9-2-1-4 TTE 心尖四腔切面显示房间隔与二、三尖瓣瓣环毗邻

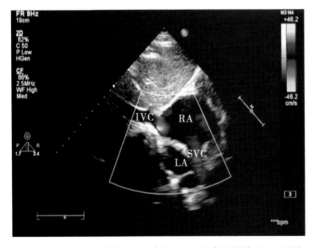

图 9-2-1-5 TTE 剑突下双房切面显示房间隔与上、下腔静脉的毗邻关系

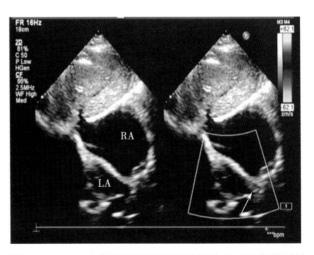

图 9-2-1-6 TTE 剑突下切面显示房间隔与右上肺静脉（箭头处）的毗邻关系

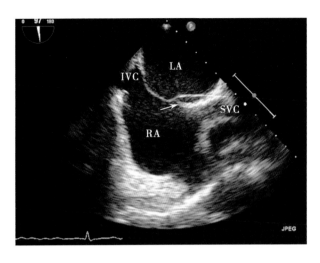

图 9-2-1-7　经食管超声心动图（TEE）双房切面显示卵圆窝呈窦道样裂隙结构

　　房间隔缺损为常见的先天性心脏疾病，TTE 是检查房间隔的首选，TTE 可观察的内容有房间隔缺损的大小、位置、数目、缺损边缘长度及厚度、缺损口的毗邻关系，但是如果 TTE 显示房间隔比较困难，那么还可以选择 TEE 进一步检查，因 TEE 为侵入性操作，一般不作为常规，另外，也可选择右心声学造影予以确认房间隔是否存在缺损，但无法清晰显示房间隔的边缘结构（图 9-2-1-8 ~ 9-2-1-14）。

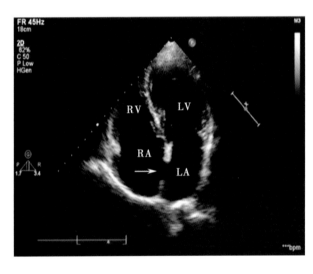

图 9-2-1-8　TTE 心尖四腔切面显示房间隔中央部回声失落（房间隔缺损？）

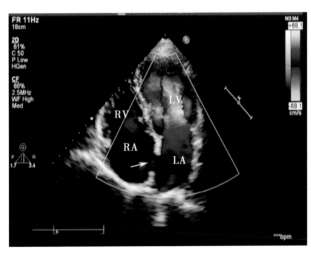

图 9-2-1-9　同一患者的 TTE 心尖四腔切面彩色多普勒不能完全排除房间隔缺损可能

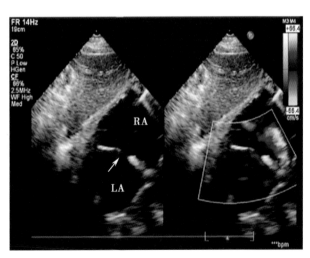

图 9-2-1-10　同一患者的 TTE 剑突下双房切面彩色多普勒未见穿隔的分流信号，房间隔回声连续性完整

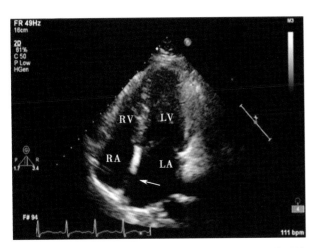

图 9-2-1-11　TTE 心尖四腔切面显示房间隔回声失落（箭头处）

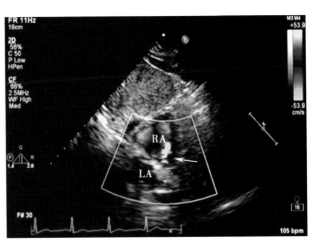

图 9-2-1-12　同一患者的 TTE 剑突下双房切面彩色多普勒（箭头处）图像显示不理想，不能完全排除房间隔缺损可能

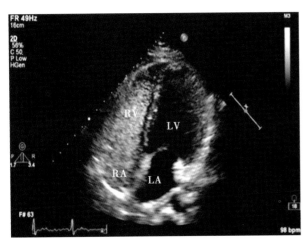

图 9-2-1-13　经患者左上肢静脉注入声学造影剂，右房、右室腔内出现浓密造影剂回声，左房、左室内无造影剂

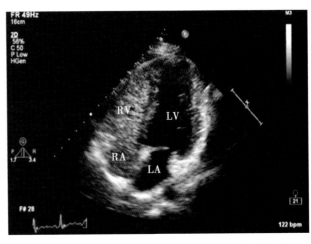

图 9-2-1-14　嘱患者咳嗽，左房、左室腔内仍无造影剂回声，证实房间隔回声连续完整

房间隔 CT 成像

　　对于卵圆孔未闭及小的房间隔缺损 CT 成像不如超声敏感，但 CT 成像可以通过多平面重组、三维成像的方式清晰地显示房间隔与周围组织结构的关系，并且对细小的解剖结构能很好地显示（图 9-2-2-1 ～ 9-2-2-12）。

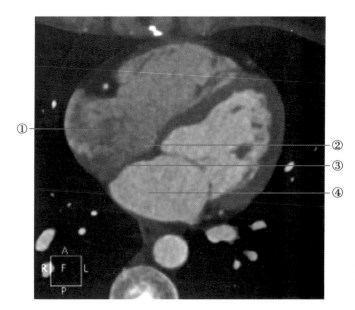

图 9-2-2-1　横断位 MIP 图，房间隔分隔
左、右心房
①右心房；②冠状静脉窦；③卵圆窝；④左
心房

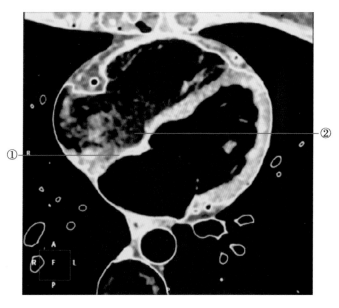

图 9-2-2-2　横断位 VR 图
①卵圆窝；②冠状静脉窦

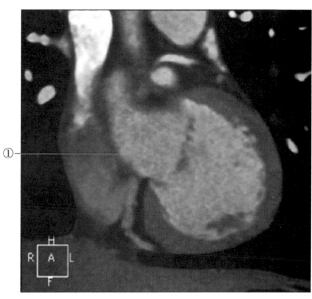

图 9-2-2-3　冠状位 MIP 图，房间隔分隔左、
右心房
①房间隔

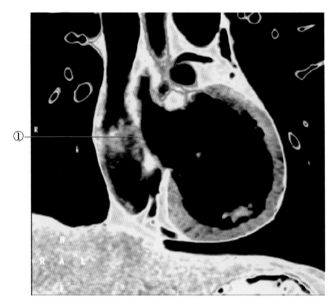

图 9-2-2-4 冠状位 VR 图
①房间隔

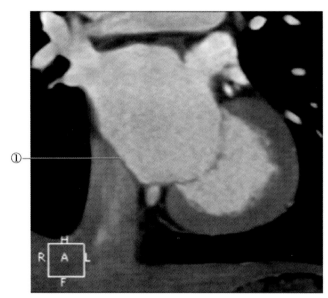

图 9-2-2-5 冠状位 MIP 图，房间隔分隔
左心房与下腔静脉
①房间隔

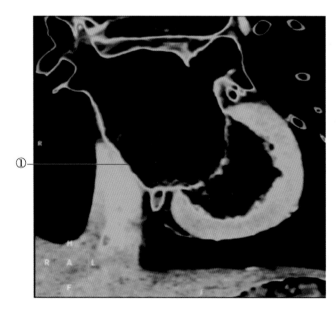

图 9-2-2-6 冠状位 VR 图
①房间隔

房
间
隔

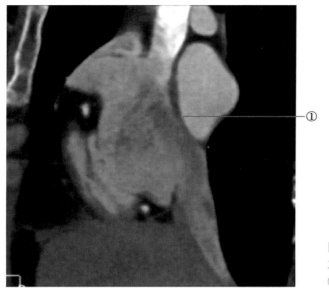

图 9-2-2-7　矢状位 MIP 图，房间隔分隔
左、右心房
①房间隔

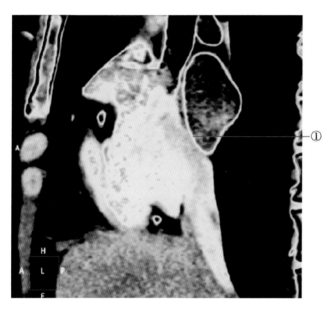

图 9-2-2-8　矢状位 VR 图
①房间隔

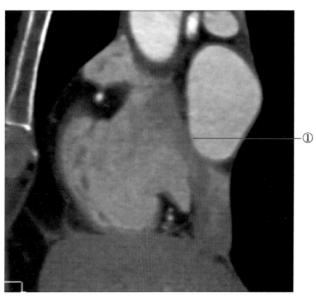

图 9-2-2-9　矢状位 MIP 图，房间隔分隔
左心房与下腔静脉
①房间隔

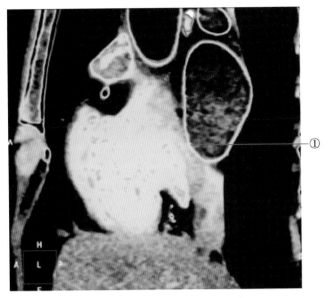

图 9-2-2-10　人体矢状位 VR 图
①房间隔

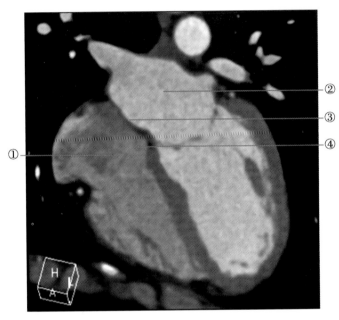

图 9-2-2-11　垂直于室间隔的心脏长轴位，房间隔分隔左、右心房
①右心房；②左心房；③卵圆窝；④冠状静脉窦

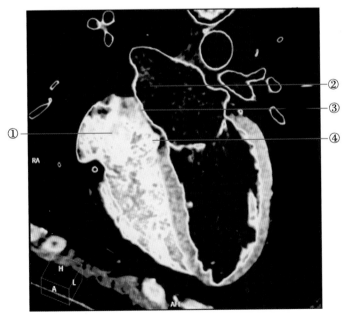

图 9-2-2-12　垂直于室间隔的心脏长轴位 VR 图
①右心房；②左心房；③卵圆窝；④冠状静脉窦

室 间 隔

室间隔解剖特点

室间隔为分隔左、右心室的结构，上方呈45°斜位，向下至心尖呈顺时针方向作螺旋状扭转，其前部较弯曲，后部较平直，这种扭曲使室间隔凸面朝向右心室，凹面朝向左心室。室间隔可分为膜部间隔和肌性间隔，仅膜部为纤维组织，其他大部分由肌性组织组成。膜部室间隔位于心房与心室交界处，其上界为主动脉右冠瓣和无冠瓣下缘，前缘和下缘为室间隔肌部，后缘为右心房壁，其右侧面被三尖瓣隔瓣附着点横跨，又将膜部间隔分为房室间隔部分和心室间隔部分。肌部室间隔分界不明显，从右心室面可将其分为靠近三尖瓣的流入道肌部、心尖小梁部和紧邻肺动脉瓣下漏斗部的流出道肌部，其左侧心内膜面有左束支及其分支通过，右侧有右束支通过，表面覆盖薄层心肌（图10-1-1）。

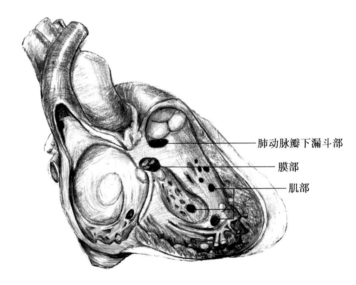

肺动脉瓣下漏斗部

膜部

肌部

图 10-1-1　室间隔解剖图示意图

室间隔成像

室间隔超声心动图

观察室间隔必须扫查的经胸超声心动图切面有：左心室长轴切面、主动脉短轴切面、心尖五腔心切面（图10-2-1-1 ~ 10-2-1-8）。

（1）左心室长轴切面：观察室间隔与主动脉瓣的关系及主动脉瓣情况。

（2）大动脉短轴切面：观察室间隔与三尖瓣的关系。

（3）心尖五腔心切面：观察室间隔与主动脉瓣的关系、显示肌部室间隔。

（4）心尖四腔心切面：显示房室间隔、肌部室间隔。

室间隔缺损亦为常见的先天性心脏病，因室间隔为一向右侧凸突的曲面结构，经胸超声心动图作为首选的检查方式需要多切面、多角度进行扫查，扫查过程中不仅要注意缺损口本身，还要注意缺口的毗邻关系。

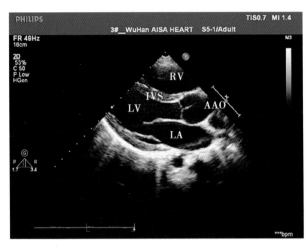

图 10-2-1-1　左心室长轴切面显示室间隔与主动脉瓣关系

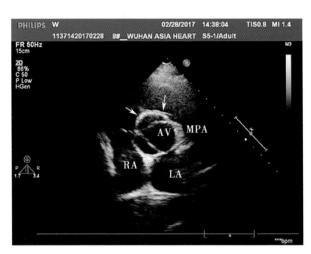

图 10-2-1-2　主动脉瓣短轴切面显示膜周部及漏斗部室间隔：膜周部室间隔靠近三尖瓣隔瓣（左边箭头处），漏斗部室间隔靠近肺动脉瓣（右边箭头处）

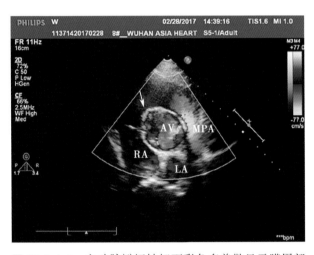

图 10-2-1-3　主动脉瓣短轴切面彩色多普勒显示膜周部（箭头处）及漏斗部室间隔的连续性完整

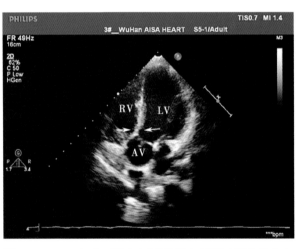

图 10-2-1-4　心尖五腔心切面显示室间隔（箭头处）与主动脉瓣的位置关系

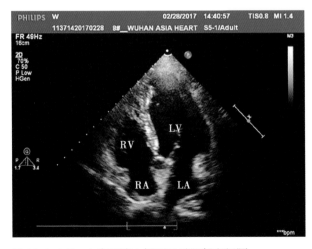

图 10-2-1-5　心尖四腔心切面显示肌部室间隔

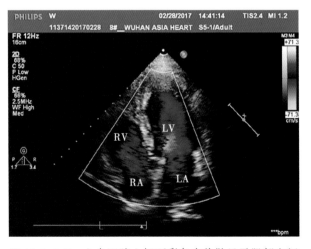

图 10-2-1-6　心尖四腔心切面彩色多普勒显示肌部室间隔的连续性完整

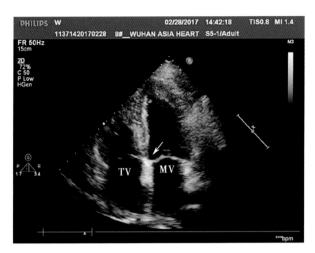

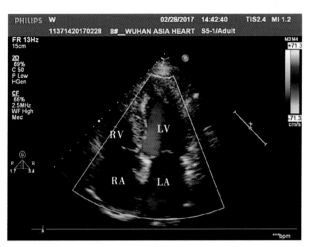

图 10-2-1-7　心尖四腔心切面显示房室间隔（位于二、三尖瓣瓣环之间的间隔部分）

图 10-2-1-8　心尖四腔心切面彩色多普勒显示房室间隔的连续性完整

室间隔 CT 成像

对于小的室间隔缺损 CT 成像同样不如超声心动图敏感，但 CT 可以通过多平面重组、三维重建等方式补充超声心动图在观察室间隔解剖及其与周围组织结构关系方面的不足（图 10-2-2-1 ~ 10-2-2-22）。

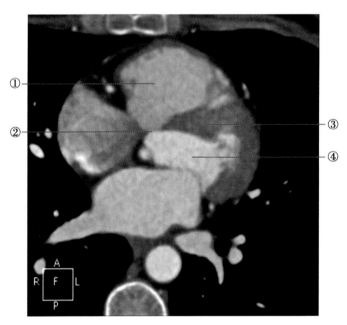

图 10-2-2-1　横断位 MIP 图：室间隔膜部与肌部分隔左、右心室
①右心室；②室间隔膜部；③室间隔肌部；④左心室

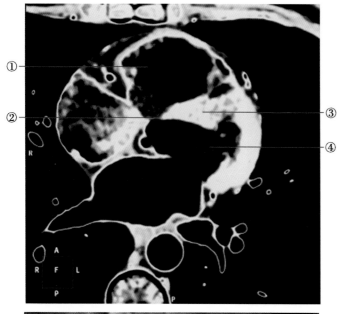

图 10-2-2-2　横断位 VR 图
①右心室；②室间隔膜部；③室间隔肌部；
④左心室

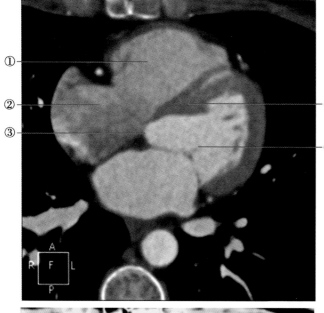

图 10-2-2-3　横断位 MIP 图：室间隔膜
部分隔左心室与右心房；肌部分隔左、右
心室
①右心室；②右心房；③室间隔膜部；④室
间隔肌部；⑤左心室

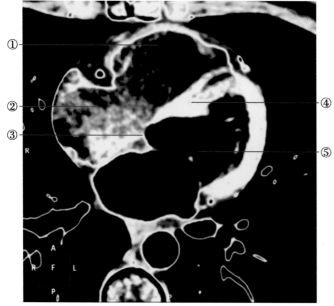

图 10-2-2-4　横断位 VR 图
①右心室；②右心房；③室间隔膜部；④室
间隔肌部；⑤左心室

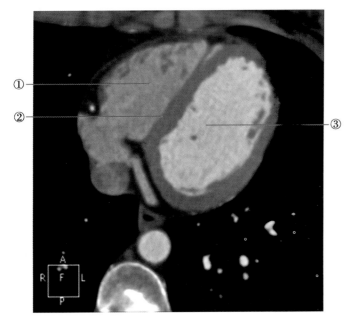

图 10-2-2-5　横断位 MIP 图：室间隔肌
部分隔左、右心室
①右心室；②室间隔肌部；③左心室

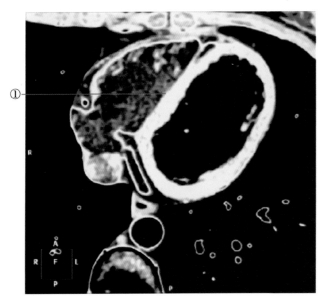

图 10-2-2-6　横断位 VR 图
①室间隔肌部

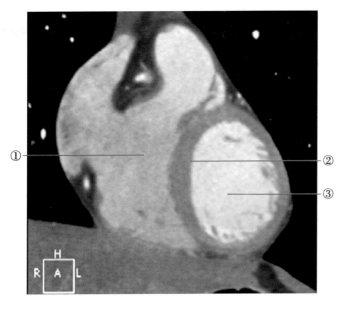

图 10-2-2-7　冠状位 MIP 图：室间隔肌
部分隔左、右心室
①右心室；②室间隔肌部；③左心室

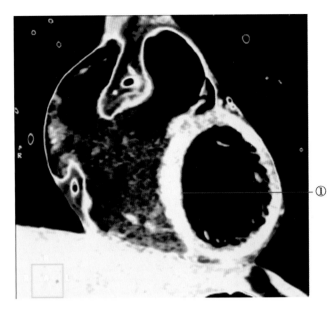

图 10-2-2-8　冠状位 VR 图
①室间隔肌部

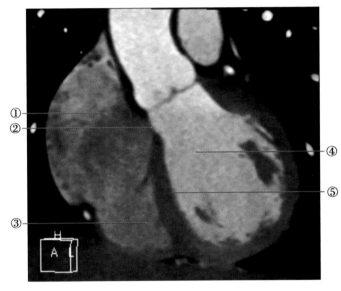

图 10-2-2-9　冠状位 MIP 图：室间隔膜
部分隔右心房与左心室；肌部分隔左、右
心室
①右心房；②室间隔膜部；③右心室；④左
心室；⑤室间隔肌部

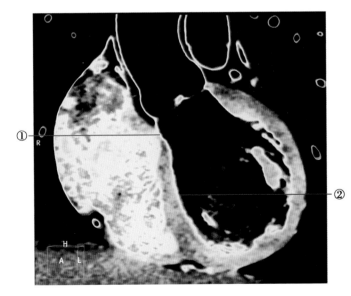

图 10-2-2-10　冠状位 VR 图
①室间隔膜部　②室间隔肌部

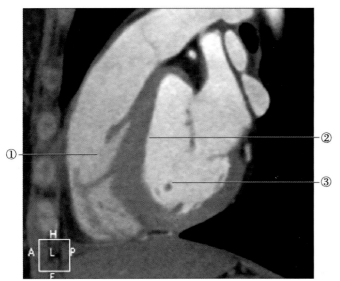

图 10-2-2-11　矢状位 MIP 图：室间隔肌部分隔左、右心室
①右心室；②室间隔肌部；③左心室

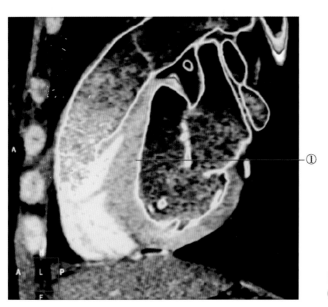

图 10-2-2-12　矢状位 VR 图
①室间隔肌部

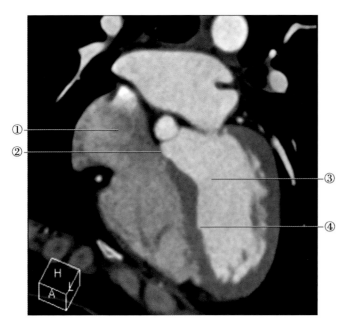

图 10-2-2-13　垂直于室间隔的心脏长轴位 MIP 图：室间隔膜部分隔右心房与左心室，肌部分隔左、右心室
①右心房；②室间隔膜部；③左心室；④室间隔肌部

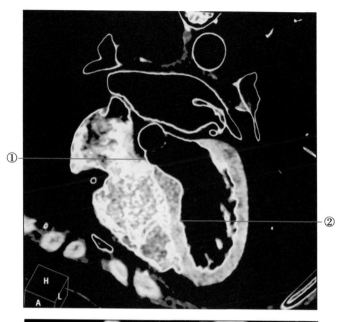

图 10-2-2-14　垂直于室间隔的心脏长轴位 VR 图
①室间隔膜部；②室间隔肌部

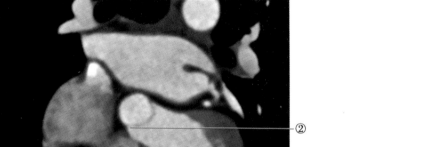

图 10-2-2-15　垂直于室间隔的心脏长轴位 MIP 图：室间隔膜部与肌部分隔左、右心室
①右心室；②室间隔膜部；③左心室；④室间隔肌部

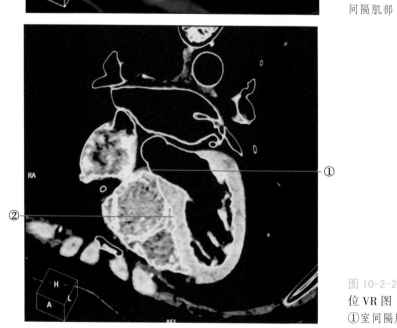

图 10-2-2-16　垂直于室间隔的心脏长轴位 VR 图
①室间隔膜部；②室间隔肌部

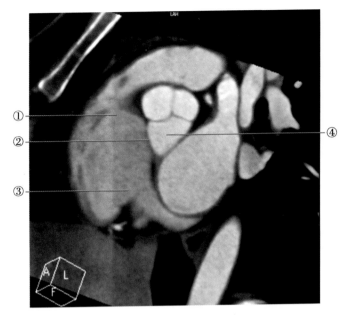

图 10-2-2-17　心脏短轴位 MIP 图：室间隔膜部水平，显示室间隔膜部分隔右心房与左心室及左、右心室
①右心室；②室间隔膜部；③右心房；④左室流出道

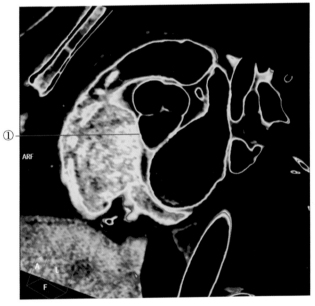

图 10-2-2-18　心脏短轴位 VR 图：室间隔膜部水平
①室间隔膜部

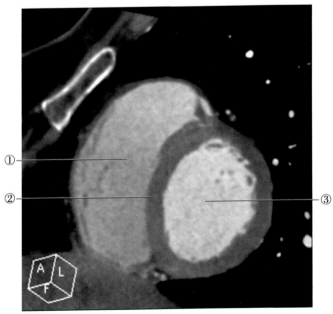

图 10-2-2-19　心脏短轴位 MIP 图：基底段水平，显示室间隔肌部分隔左、右心室
①右心室；②室间隔肌部；③左心室

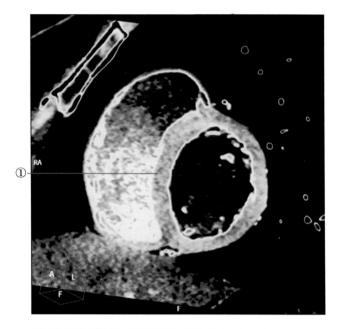

图 10-2-2-20　心脏短轴位 VR 图：基底部层面
①室间隔肌部

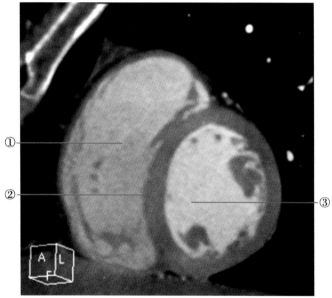

图 10-2-2-21　心脏短轴位 MIP 图：乳头肌层面，室间隔肌部分隔左、右心室
①右心室；②室间隔肌部；③左心室

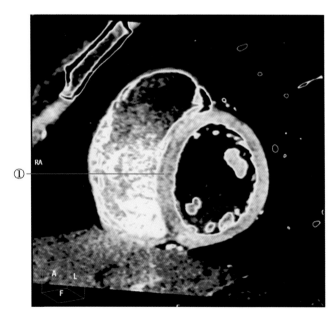

图 10-2-2-22　心脏短轴位 VR 图：乳头肌层面
①室间隔肌部

室 间 隔

主动脉和主动脉瓣复合体

主动脉和主动脉瓣复合体解剖特点

主动脉解剖特点

主动脉可以分为以下几个节段：①主动脉根部；②窦管交界；③升主动脉；④主动脉弓；⑤主动脉峡部和降（胸）主动脉；⑥腹主动脉（图 11-1-1-1）。

（1）主动脉根部：是指主动脉瓣环至窦管交界的一段主动脉，主要包括主动脉窦。正常成人主动脉根部直径为（2.9±0.4）cm。正常情况下，左冠状动脉开口于左冠窦，右冠状动脉开口于右冠窦。

（2）窦管交界：是指宽阔的圆形的主动脉窦和较细的管状的升主动脉的交界部分。正常情况下，窦管交界和主动脉瓣环的大小相同，并且对主动脉瓣联合上方部分的支持起重要作用。正常成人窦管交界直径为（2.6±0.3）cm。

（3）升主动脉：是指从窦管交界至头臂动脉干发出的一段主动脉。升主动脉位于心包内。心包反折位于第一血管分支的远端。正常成人升主动脉的直径为（2.6±0.3）cm。在 CT 图像上，上腔静脉内的对比剂所致的高密度条纹状伪影较为常见，这些伪影影响升主动脉的显示。另外，心脏的收缩-舒张运动引起升主动脉的搏动，也造成升主动脉明显的运动伪影。因此，高分辨率图像需要做高的时间分辨率和心电图门控扫描。

（4）主动脉弓：主动脉弓部的范围是指头臂血管起始部的一段主动脉。近端始于无名动脉的起始部，远端结束于左锁骨下动脉下方。主动脉弓通常分为近段和远段，近段包括无名动脉的起始部，其余部分为远段。主动脉弓的凹侧有支气管动脉发出，主动脉弓的凸侧依次有右无名动脉、左颈总动脉和左锁骨下动脉发出。主动脉弓主要位于心包外，正常成人直径为（2.5±0.2）cm。

（5）主动脉峡部和降（胸）主动脉：峡部是指左锁骨下动脉发出后至动脉导管出现（或闭锁）的一段主动脉。降主动脉是指与峡部相连接的主动脉垂直走行至膈肌的一段主动脉。正常成人降主动脉的近段直径 3.0cm，远段直径小于 3.0cm。峡部的血管分支有动脉导管。降主动脉的血管分支有肋间动脉、脊椎动脉和支气管动脉。

（6）腹主动脉：是指膈肌至腹主动脉分叉的主动脉部分。分支包括膈下动脉、腹腔动脉分支（肝动脉、胃网膜动脉和脾动脉）、肾动脉、肠系膜上下动脉、腰和脊椎动脉及髂动脉。

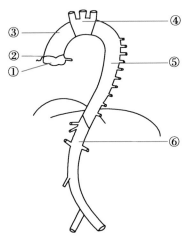

图 11-1-1-1　主动脉分段示意图
①主动脉根部；②窦管交界；③升主动脉；④主动脉弓部；⑤峡部和降主动脉；⑥腹主动脉

主动脉瓣复合体解剖特点

主动脉瓣复合体由主动脉瓣叶、主动脉瓣环、主动脉窦、升主动脉根部及主动脉瓣下组织几个部分组成。主动脉瓣叶：主动脉瓣叶由三个半月形膜性瓣叶组成，分别为左冠瓣、右冠瓣和无冠瓣，瓣膜的游离缘朝向主动脉腔侧。瓣膜游离缘中点有稍增厚的半月瓣小结，较肺动脉瓣更明显。主动脉瓣左瓣的左后部与二尖瓣前叶有纤维性连接（图 11-1-2-1、11-1-2-2）。

（1）主动脉瓣环：主动脉瓣叶基底部的附着缘为致密的纤维组织索带，称为主动脉瓣环。它由三个弧形环连接而成。成人主动脉瓣环的平均直径为 25.2mm，周长 74.9mm。

（2）主动脉窦：瓣膜相对的动脉壁向外膨出，瓣膜与其相应的主动脉壁间形成向上开口的内腔称为主动脉窦。其上界为主动脉嵴，下界即主动脉瓣环。主动脉窦包括左冠窦、右冠窦及无冠窦。窦的高度相当于瓣环底部至交界顶部的高度，正常成人高度为 15mm 左右。冠状动脉口正常位于瓣膜缘以上。

（3）升主动脉根部：是指升主动脉在心包内的起始部以及主动脉瓣下组织。瓣下组织：包括二尖瓣前瓣、膜样间隔、纤维三角及主动脉瓣下的肌肉组织。主动脉瓣下没有完整的圆锥部肌肉结构，仅在肌部室间隔和左室前壁的半周有肌肉组织。

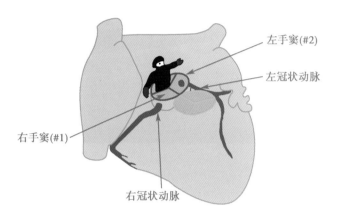

图 11-1-2-1　主动脉瓣毗邻关系及结构

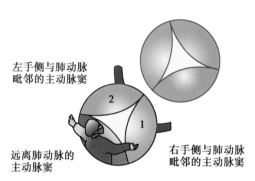

图 11-1-2-2　主动脉瓣毗邻关系及结构

主动脉和主动脉瓣复合体成像

主动脉和主动脉瓣复合体超声心动图

超声心动图可清晰显示主动脉瓣复合体的所有组件，包括主动脉瓣叶、主动脉瓣环、主动脉窦、窦管交界、左右冠状动脉起始处、升主动脉根部及主动脉瓣下流出道。可以清晰显示升主动脉及主动脉弓部形态，但是对升主动脉远端及部分降主动脉、胸主动脉显示欠佳（图 11-2-1-1 ～ 11-2-1-8）。

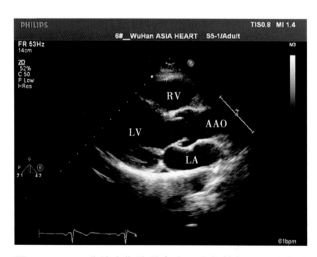

图 11-2-1-1　收缩末期胸骨旁左心室长轴切面显示主动脉瓣叶、主动脉瓣环、主动脉窦、升主动脉根部及主动脉瓣下组织

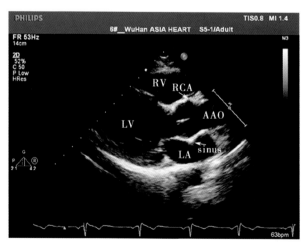

图 11-2-1-2　舒张末期胸骨旁左心室长轴切面显示主动脉瓣叶、主动脉瓣环、主动脉窦、升主动脉根部及主动脉瓣下组织，并可显示右冠状动脉起始

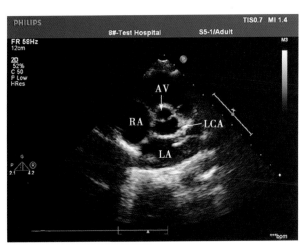

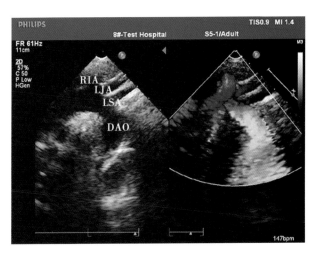

图 11-2-1-3 主动脉根部短轴切面显示主动脉瓣三个瓣叶，并可显示左冠状动脉起始

图 11-2-1-4 胸骨上窝主动脉弓长轴切面显示主动脉弓三支分支：右无名动脉、左颈总动脉和左锁骨下动脉

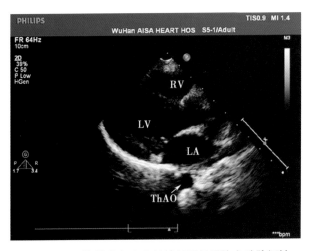

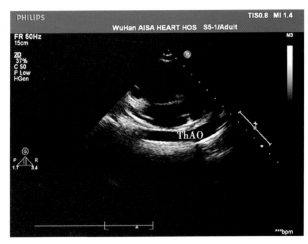

图 11-2-1-5 胸骨旁左心室长轴切面显示胸主动脉短轴

图 11-2-1-6 胸主动脉长轴

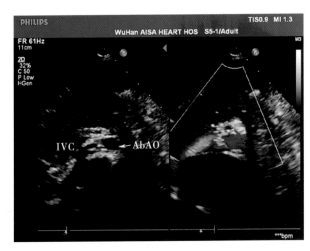

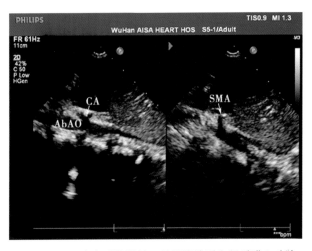

图 11-2-1-7 腹主动脉短轴

图 11-2-1-8 腹主动脉长轴：显示腹腔干和肠系膜上动脉

主动脉和主动脉瓣复合体

主动脉和主动脉瓣复合体 CT 成像

一直以来，数字减影血管造影（DSA）被认为是诊断主动脉病变的金标准。但属于有创性检查，仅能显示血管管腔变化。超声检查虽然广泛地应用于主动脉病变的检查，但检出结果的准确性受操作者个人的经验以及观察部位的影响。MRA 无辐射，可显示主动脉病变及其分支血管的情况，但成像时间长，不适合于急诊检查。主动脉 CT 成像具有简便、无创伤，结合丰富的后处理技术，能对主动脉病变进行准确显示和评价，如主动脉先天畸形、主动脉夹层、主动脉瘤、主动脉粥样硬化及溃疡等。对于主动脉夹层，CTA 可以清晰显示夹层隔膜将主动脉分割为真假两腔，SSD、MIP、MPR 等重建图像可提供主动脉全程的二维和三维图像，是目前最常用的术前影像学评估方法（图 11-2-2-1 ~ 11-2-2-34）。

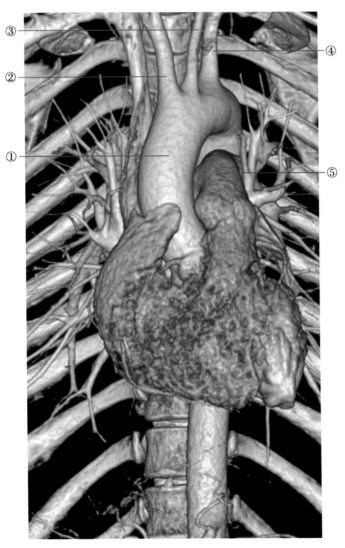

图 11-2-2-1　前后位胸主动脉 VR 图
①升主动脉；②右无名动脉；③左颈总动脉；④左锁骨下动脉；⑤主肺动脉

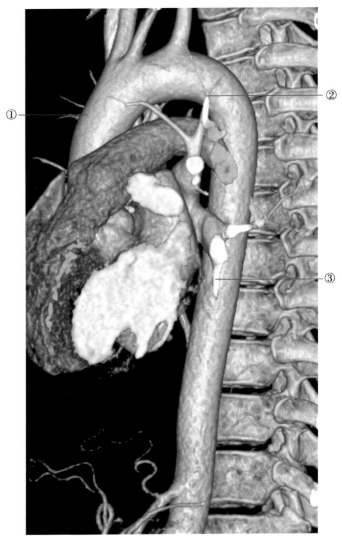

图 11-2-2-2　右侧位胸主动脉 VR 图
①升主动脉；②主动脉弓降部；③降
主动脉

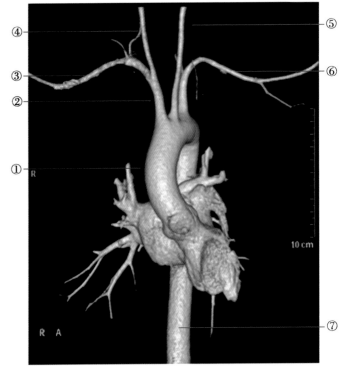

图 11-2-2-3　前后位胸主动脉去
骨 –VR 图
①升主动脉；②右无名动脉；③右锁
骨下动脉；④右颈总动脉；⑤左颈总
动脉；⑥左锁骨下动脉；⑦降主动脉

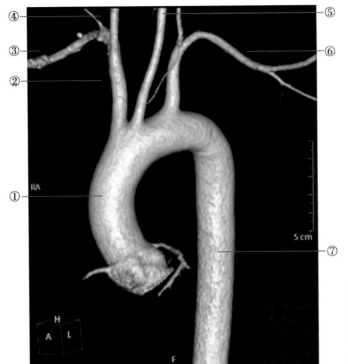

图 11-2-2-4　左前斜胸主动脉去骨 VR 图
①升主动脉；②右无名动脉；③右锁骨下动脉；④右颈总动脉；⑤左颈总动脉；⑥左锁骨下动脉；⑦降主动脉

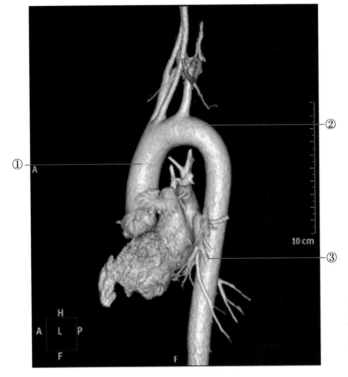

图 11-2-2-5　右侧位胸主动脉去骨 VR 图
①升主动脉；②主动脉弓降部；③降主动脉

主动脉和主动脉瓣复合体　　115

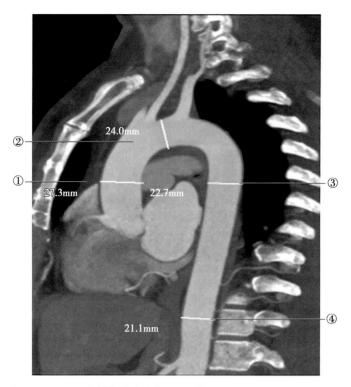

图 11-2-2-6　右侧位胸主动脉 MPR 图
①升主动脉；②主动脉弓；③主动脉弓降部；④降主动脉

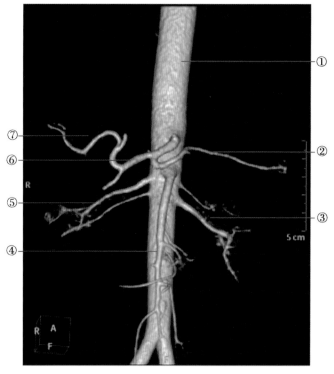

图 11-2-2-7　前后位腹主动脉去骨 VR 图
①腹主动脉；②脾动脉；③左肾动脉；④肠系膜上动脉；⑤右肾动脉；
⑥肝总动脉；⑦肝固有动脉

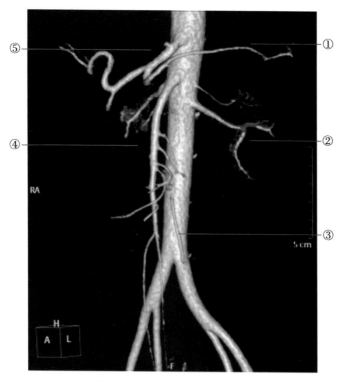

图 11-2-2-8　左前斜位腹主动脉去骨 VR 图
①脾动脉；②左肾动脉；③肠系膜下动脉；④肠系膜上动脉；⑤腹腔动脉干

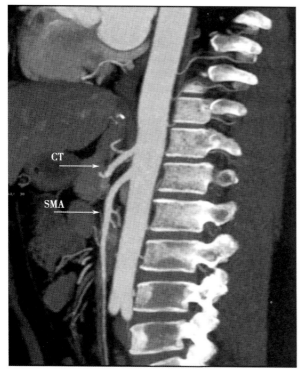

图 11-2-2-9　右侧位腹主动脉 MPR 图
CT- 腹腔动脉干，SMA- 肠系膜下动脉

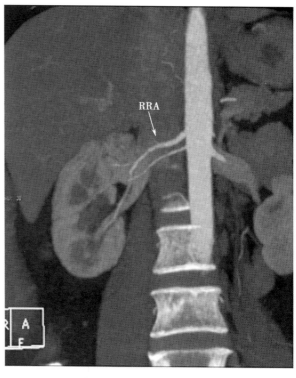

图 11-2-2-10　前后位腹主动脉 MPR 图
RRA- 右侧肾动脉

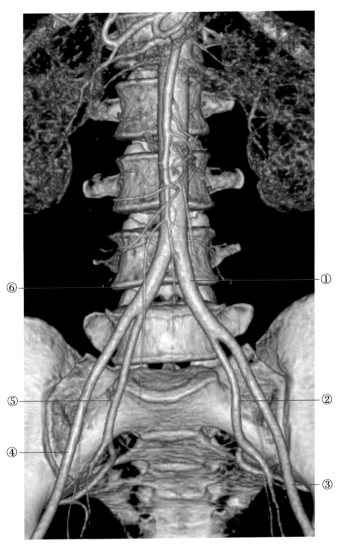

图 11-2-2-11　左前斜位腹主动脉去骨 VR 图

①左髂总动脉；②左髂内动脉；③左髂外动脉；④右髂外动脉；⑤右髂内动脉；⑥右髂总动脉

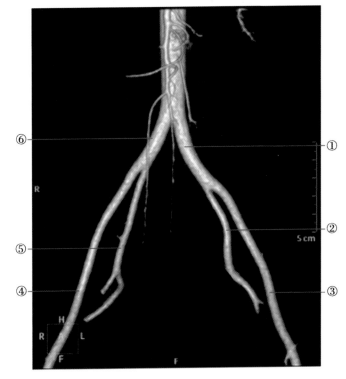

图 11-2-2-12　左前斜位腹主动脉去骨 VR 图

①左髂总动脉；②左髂内动脉；③左髂外动脉；④右髂外动脉；⑤右髂内动脉；⑥右髂总动脉

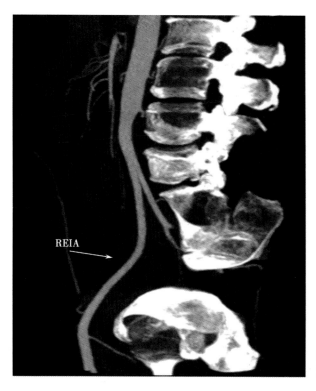

图 11-2-2-13　左前后斜位髂总动脉 MPR 图
REIA：右侧髂外动脉

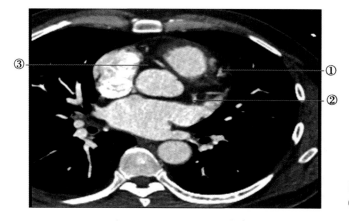

图 11-2-2-14　心脏横断位窦管交界层面
①左前降支；②回旋支；③右冠状动脉

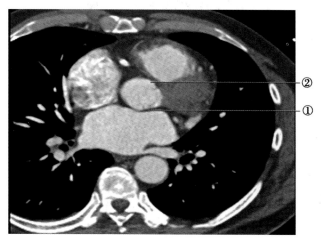

图 11-2-2-15　心脏横断位窦管交界层面
①左冠窦；②右冠窦

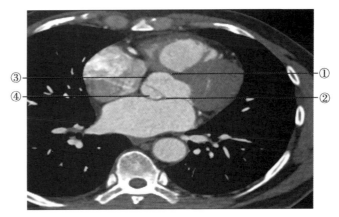

图 11-2-2-16　心脏横断位窦管交界层面
①右冠窦；②无冠窦；③右冠瓣；④无冠瓣

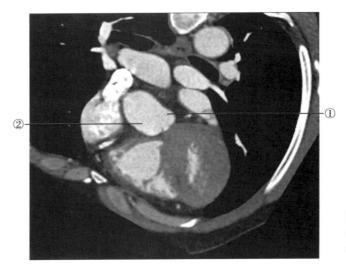

图 11-2-2-17　垂直于室间隔的心脏长轴位的主动脉瓣层面
①左冠窦；②右冠窦

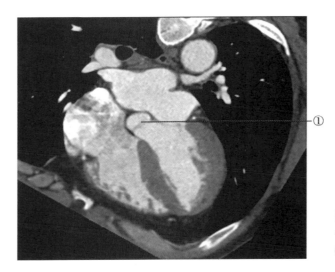

图 11-2-2-18　垂直于室间隔的心脏长轴位的主动脉瓣层面
①瓣叶

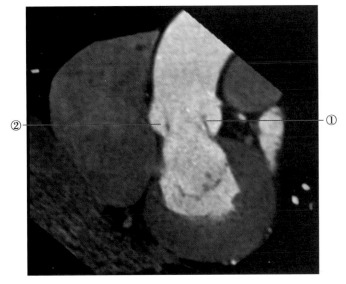

图 11-2-2-19　垂直于室间隔的心脏长轴位的主动脉瓣层面收缩期 MPR 图
①左冠瓣；②右冠瓣

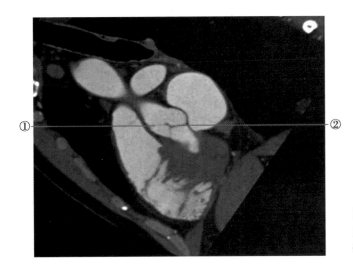

图 11-2-2-20　平行于室间隔的心脏长轴位的主动脉瓣层面 MPR 图
①右冠窦；②无冠窦

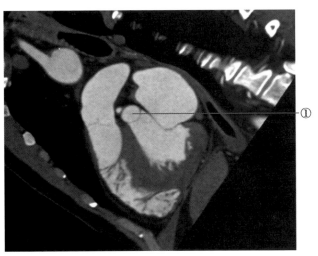

图 11-2-2-21　平行于室间隔的心脏长轴位的主动脉瓣层面 MPR 图像
①左冠窦

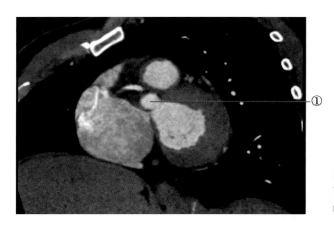

图 11-2-2-22 心脏短轴位的主动脉瓣层面 MPR 图
①右冠窦

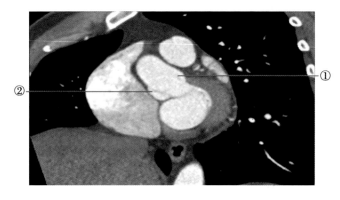

图 11-2-2-23 心脏短轴位的主动脉瓣层面 MPR 图
①左冠窦；②右冠窦

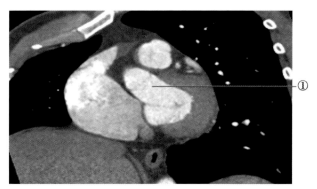

图 11-2-2-24 心脏短轴位的主动脉瓣层面 MPR 图
①无冠窦

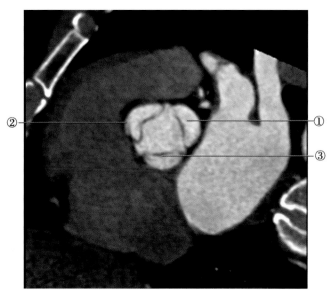

图 11-2-2-25 心脏短轴位的主动脉瓣层面收缩期 MPR 图
①左冠窦；②右冠窦；③无冠窦

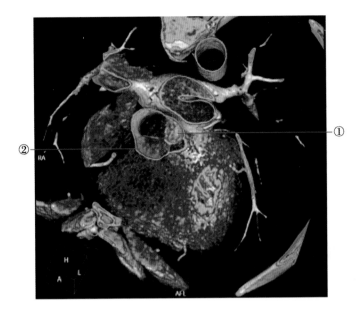

图 11-2-2-26　主动脉短轴位的主动脉瓣
层面镂空 VR 图像
①左冠窦；②右冠窦

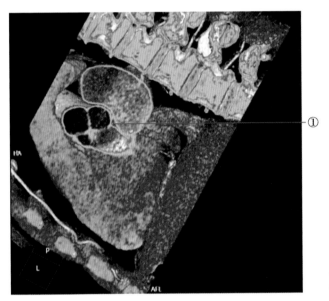

图 11-2-2-27　主动脉短轴位的主动脉瓣
层面镂空 VR 图
①主动脉瓣

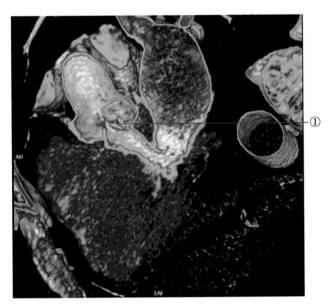

图 11-2-2-28　主动脉长轴位的主动脉瓣
镂空 VR 图像
①主动脉瓣

主动脉和主动脉瓣复合体

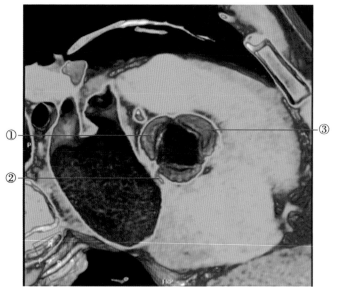

图 11-2-2-29　主动脉短轴位的主动脉瓣
镂空 VR 图
①左冠窦；②无冠窦；③右冠窦

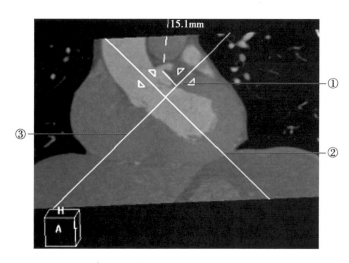

图 11-2-2-30　主动脉长轴位主动脉瓣
MPR 图
①左主干与主动脉瓣环之间的距离；②主
动脉长轴；③主动脉瓣环平面

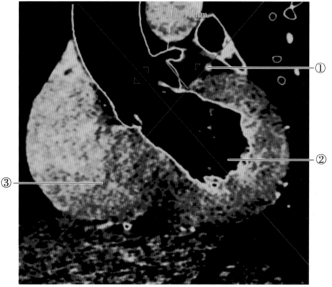

图 11-2-2-31　主动脉长轴位主动脉瓣
VR 图
①左主干与主动脉瓣环之间的距离；②主
动脉长轴；③主动脉瓣环平面

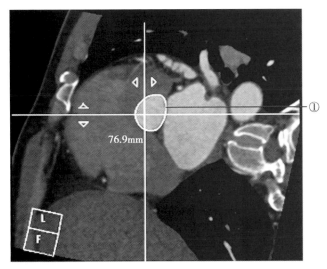

图 11-2-2-32　主动脉短轴位主动脉瓣
MPR 图
①主动脉瓣环的周长

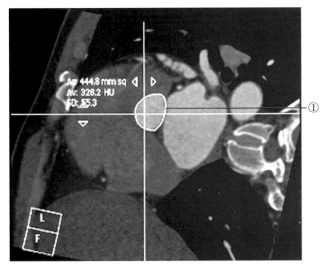

图 11-2-2-33　主动脉短轴位主动脉瓣
MPR 图
①主动脉瓣环的面积

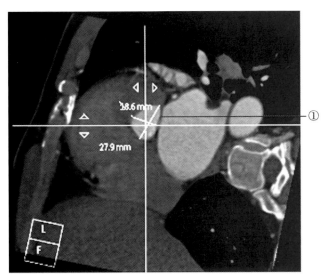

图 11-2-2-34　主动脉短轴位主动脉瓣
MPR 图
①主动脉瓣环的长径及短径

冠状动脉和冠状静脉

冠状动脉解剖特点

心脏的血液供应主要来自左、右冠状动脉；回流的静脉血，绝大部分经心大静脉、心小静脉、心中静脉等汇入冠状窦后再进入右心房，一小部分直接流入右心房；极少部分流入左心房和左、右心室。心脏本身的循环称为冠状循环。尽管心脏仅约占体重的 0.5%，而总的冠状动脉血流量却占心脏左心室输出量的 4% ~ 5%。因此，冠状循环具有极其重要的地位。

正常的冠状动脉一般分为左冠状动脉及右冠状动脉两支，分别开口于主动脉根部的左、右冠状动脉窦。

左冠状动脉

左冠状动脉（left coronary artery，LCA）自主动脉左冠窦发出后移行一小段（左主干）后，分为前降支和回旋支。左前降支和左旋支均较粗大，两者间的夹角为 60° ~ 90°。

（1）左主干（left main coronary artery，LM）：左冠状动脉绝大多数开口于主动脉左冠窦内的中 1/3，左主干短而粗，长度 2 ~ 40mm，常走行于肺动脉起始部和左心耳之间（图 12-1-1-1）。

（2）前降支（left anterior descending artery，LAD）：也称为前室间支，为左冠状动脉主干的直接延续，然后沿前室间沟走行，其末梢多数绕过心尖切迹止于后室间沟下 1/3，部分止于中 1/3 或心尖切迹，可与后室间支末梢吻合，少数终止于心尖部或心尖前。前降支起始部的外径为 3.0 ~ 5.0mm，平均为 4.0mm。前降支及其分支分布于左心室前壁、前乳头肌、心尖、右心室前壁一小部分、室间隔的前 2/3 以及心传导系的右束支和左束支的前半。前降支沿途发出左室前支（对角支）、右心室前支、前间隔支及左圆锥支（图 12-1-1-2）。

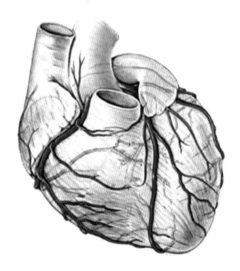

图 12-1-1-1　冠状动脉起源示意图，显示左主干起源于主动脉左冠窦并走行于主肺动脉与左心耳之间

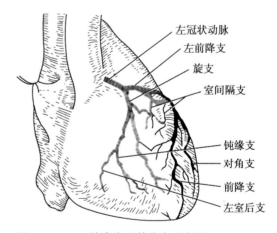

图 12-1-1-2　前降支及其分支示意图

前降支的主要分支：

1）左室前支（对角支）（diagonal branch）：可有 2 ~ 9 支，以 3 ~ 5 支者多见，分别向心左缘或心尖斜行，主要分布于左心室前壁、左心室前乳头肌和心尖部。

2）右室前支（right anterior ventricular branch）：很短小，分布于右心室前壁靠近前室间沟区域。右心室前支最多有 6 支，第 1 支往往在近肺动脉瓣水平处发出，分布至肺动脉圆锥，称为左圆锥支。此支与右冠状动脉右动脉圆锥支互相吻合形成动脉环，称为 vieussens 环，是常见的侧支循环。

3）前室间隔支（anterior septal branch）：起自前降支的深面，穿入室间隔内，分布于室间隔的前 2/3，以 8 ~ 22 支多见，各支大小、长短不一致，以第 1、2 间隔支较粗大，为重要的解剖标志。

4）中间支（intermidial branch）：起源于左冠状动脉主干末端前降支与左旋支之间的夹角内，向左下斜行，分布于左心室左前壁。

（3）左旋支（left circumflex branch，LCX）：也称回旋支。从左冠状动脉主干发出后即行走于左侧冠状沟（左侧房室沟）内，绕心左缘至左心室膈面，大多数止于心左缘与后室间沟之间的中点附近分支而终。起始部口径为 2.5 ~ 4.5mm，平均为 3.5mm。旋支及其分支分布于左心房、左心室前壁一小部分、左心室侧壁、左心室后壁的一部或大部，甚至可达左心室后乳头肌，约 40% 的人分布于窦房结（图 12-1-1-3）。

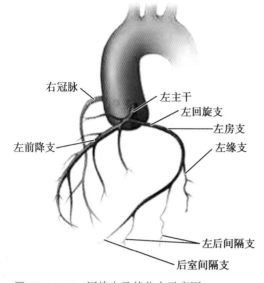

图 12-1-1-3　回旋支及其分支示意图

左旋支的主要分支有：

1）钝缘支（obtuse marginal branch）：于心左缘处起于旋支，斜行至心左缘。该支较恒定，也较粗大，分支供应心左缘及邻近的左心室壁。

2）左室后支（posterior branch of left ventricle）：多数为 1 支，分布于左心室膈面的外侧部。较大的旋支发出的左心室后支也可分布至左心室后乳头肌。

3）窦房结支（sinoatrial node branch）：约 40% 起于左旋支的起始段，向上经左心耳内侧壁，再经左心房前壁向右至上腔静脉口，多以逆时针方向从上腔静脉口后方绕至前面，从尾端穿入窦房结。

4）心房支为一些细小分支，分别供应左心房前壁、外侧壁和后壁。

5）左房旋支起于旋支近侧段，与主干平行，向左后行于旋支上方，分布于左心房后壁。

右冠状动脉

右冠状动脉（right coronary artery，RCA）起于主动脉的右冠状动脉窦内中 1/3 处，行于右心耳与肺动脉干之间，再沿右侧房室沟右行，绕心下缘至膈面的冠状沟内，起始部口径 3.0 ~ 5.0mm，最粗可达 7.0mm。一般在房室交点附近或右侧，分为后室间支和右旋支。右冠状动脉一般分布于右心房、右心室前壁大部分、右心室侧壁和后壁的全部，左心室后壁的一部分和室间隔后 1/3，包括左束支的后半以及房室结和窦房结。右冠状动脉呈 U 形弯曲，出现率为 69%，一旦出现就是冠状动脉造影的一个有用的辨认标志（图 12-1-2-1）。

右冠状动脉的分支有：

（1）窦房结支（sinoatrial node branch）：约 60% 起于右冠状动脉发出处 1 ~ 2cm 范围内，向上经右心房内侧壁至上腔静脉口，多以逆时针方向，或以顺时针方向绕上腔静脉口穿入窦房结。

（2）锐缘支（marginal branch）：较粗大，恒定，沿心下缘左行，分布至附近心室壁。左、右缘支较粗大、恒定，冠状动脉造影时可作确定心缘的标志。

（3）后室间支（posterior interventricular branch，PI）：

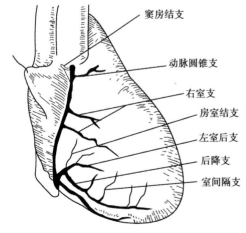

图 12-1-2-1　右冠状动脉及其分支示意图

亦称后降支（posterior descending branch, PD），约94%的人该支起于右冠状动脉，其余者起于旋支，自房室交点或其右侧起始后，沿后室间沟下行，多数止于后室间沟下1/3，小部分止于中1/3或心尖切迹，可与前室间支的末梢吻合。该支除分支供应后室间沟附近的左、右心室壁外，还发7～12支室间隔后支，穿入室间隔，供应室间隔后1/3。

（4）后侧支：为右冠状动脉的另一终支，起始后向左行越过房室交点，止于房室交点与心左缘之间，也可有细支与旋支（左旋支）吻合。

（5）右房支：分布于右心房，并形成心房动脉网。

（6）房室结支：约93%的人房室结支起于右冠状动脉。右冠状动脉的右旋支经过房室交点时，常形成倒U形弯曲，房室结支多起于该弯曲的顶端，向深部进入Koch三角的深面，其末端穿入房室结，供应房室结和房室束的近侧段。该支还向下分出细小分支供应室间隔上缘的小部分。

冠状动脉分布类型

左、右冠状动脉在心脏的胸肋面的分布变异不大，而在心的膈面的分布范围则有较大的变异。按Schlesinger分型原则，以后室间沟为标准，将国人冠状动脉分布类型分为三种类型（图12-1-3-1）。

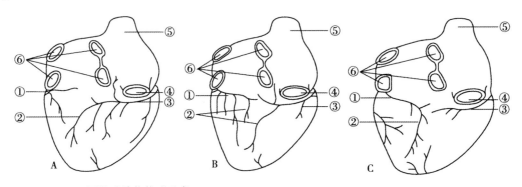

图 12-1-3-1　冠状动脉优势型示意
A. 右优势型；B 均衡型；C. 左优势型。①回旋支；②后降支；③右冠状动脉；④下腔静脉入口；
⑤上腔静脉；⑥肺静脉入口

（1）右优势型（65.7%）：右冠状动脉在心室膈面的分布范围，除右心室膈面外，还越过房室交点和后室间沟，分布于左心室膈面的一部或全部。后室间支来自右冠状动脉。

（2）均衡型（28.7%）：左、右心室的膈面各由本侧的冠状动脉供应，互不越过房室交点。后室间支为左或右冠状动脉的末梢支，或同时来自左、右冠状动脉。

（3）左优势型（5.6%）：左冠状动脉较大，除发分支分布于左心室膈面外，还越过房室交点和后室间沟分布于右心室膈面的一部分，后室间支和房室结动脉均发自左冠状动脉。

冠状静脉解剖特点

心大静脉：在前室间沟，伴左冠前室间支上行，斜向左上进入冠状沟，绕心左缘至膈面，于左心房斜静脉注入处移行为冠状窦。

心中静脉：起于心尖部，伴右冠的后室间支上行，注入冠状窦末端。

心小静脉：起于锐缘，在冠状沟内伴右冠向左注入冠状窦右端或心中静脉。

心前静脉：起于右室前壁，可有1～4支，向上越过冠状沟直接注入右心房。

冠状窦：位于心膈面，左心房与左心室之间的冠状沟内，左房斜静脉与心大静脉汇合处作为其起点，最终注入右心房的冠状窦口（图12-2-1、12-2-2）。

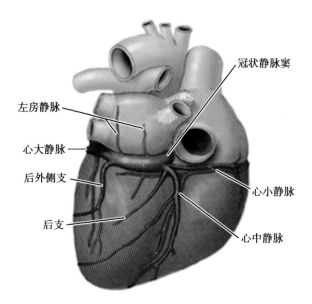

左房静脉
心大静脉
后外侧支
后支

冠状静脉窦
心小静脉
心中静脉

图 12-2-1　心脏膈面观示意图，显示冠状静脉、冠状静脉窦及其分支

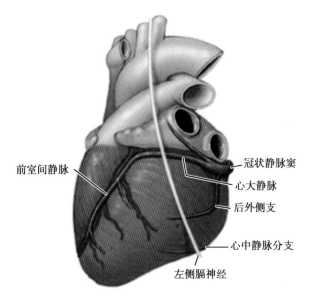

前室间静脉

冠状静脉窦
心大静脉
后外侧支
心中静脉分支
左侧膈神经

图 12-2-2　心脏前面观示意图，显示心大静脉、冠状静脉及其部分分支

冠状动脉和冠状静脉成像

冠状动脉和冠状静脉超声心动图

超声心动图特别是经食管超声心动图可以一定程度上显示冠状动脉和冠状静脉的起源、走行、形态及其内血流（图 12-3-1-1 ~ 12-3-1-8）。

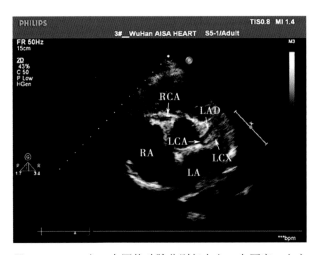

图 12-3-1-1　左、右冠状动脉分别起自左、右冠窦，左主干在左侧房室沟处分为前降支和回旋支

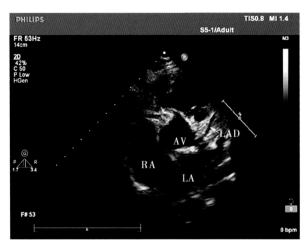

图 12-3-1-2　左主干直接延续为前降支，沿前室间沟走行

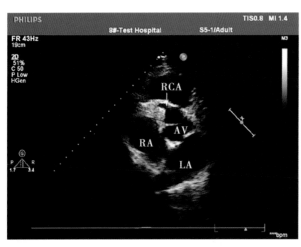

图 12-3-1-3　右冠状动脉向下走行

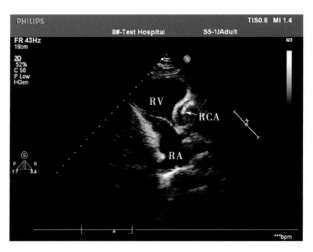

图 12-3-1-4　右冠状动脉向下走行，舒张期血流由主动脉进入右冠状动脉

冠状动脉和冠状静脉

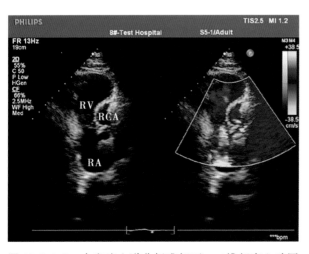

图 12-3-1-5　右室流入道非标准切面，二维超声心动图显示冠状静脉窦回流入右心房

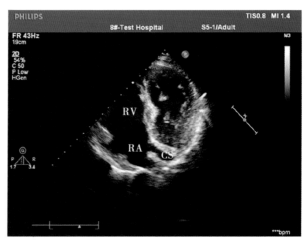

图 12-3-1-6　心尖四腔心非标准切面，二维超声心动图显示冠状静脉窦走行于左心房与左心室之间的冠状沟内，最终注入右心房的冠状窦口

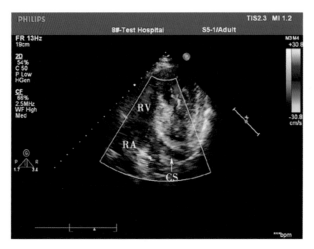

图 12-3-1-7　心尖四腔心非标准切面，彩色多普勒显示冠状静脉窦走行于左心房与左心室之间的冠状沟内，最终注入右心房的冠状窦口

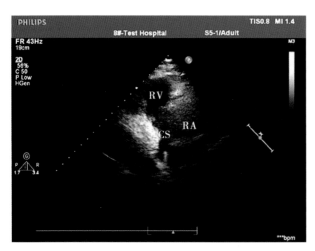
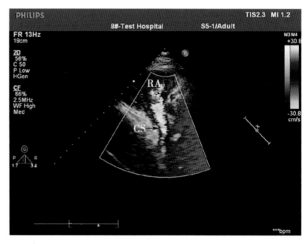

图 12-3-1-8　右室流入道非标准切面，彩色多普勒显示冠状静脉窦回流入右心房

冠状动脉 CT 成像

　　冠状动脉 CTA 成像对于显示冠状动脉起源、走行及解剖细节均有较为明显的优势，冠状动脉 CTA 成像方式主要包括完整心脏轴位 CT 图、冠状动脉动脉树的 VRT 图、冠状动脉 MIP 图及 CPR 图（图 12-3-2-1 ～ 12-3-2-25）。结合多种成像方式，可以很好地评价冠状动脉起源异常、变异及各种冠状动脉疾患。

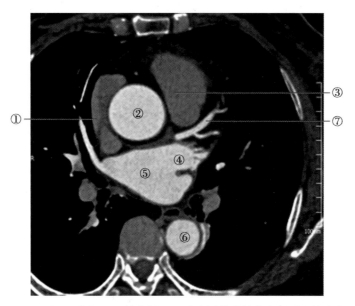

图 12-3-2-1　左心耳层面 CT 轴位图，显示左冠状动脉的左主干及前降支近段走行于肺动脉与左心耳之间
①右心房；②升主动脉；③肺动脉；④左心耳；⑤左心房；⑥降主动脉；⑦前降支近段

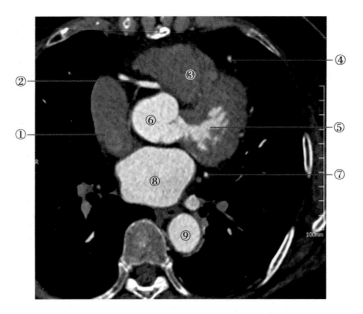

图 12-3-2-2　主动脉窦部层面 CT 轴位图
①右心房；②右冠状动脉近段；③右心室；
④前降支中段；⑤左心室流出道；⑥主动
脉窦；⑦回旋支近段；⑧左心房；⑨降主
动脉

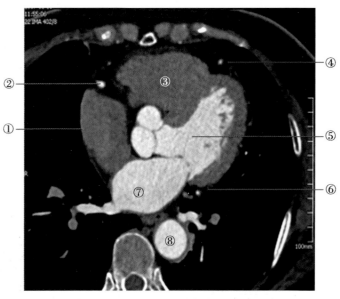

图 12-3-2-3　左室流出道层面 CT 轴位图
①右心房；②右冠状动脉中段；③右心室；
④前降支中段；⑤左心室流出道；⑥回旋
支近段；⑦左心房；⑧降主动脉

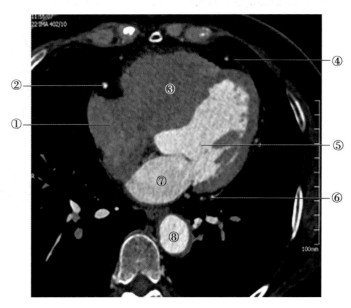

图 12-3-2-4　二尖瓣乳头肌层面 CT 轴位图
①右心房；②右冠状动脉中段；③右心室；
④前降支中段；⑤左心室；⑥回旋支远段；
⑦左心房；⑧降主动脉

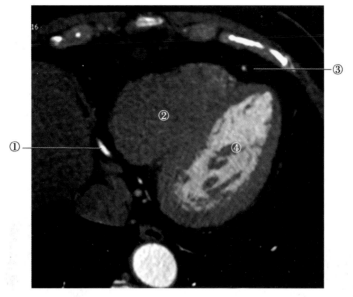

图 12-3-2-5　近心尖层面 CT 轴位图
①右冠状动脉远段；②右心室；③前降支远段；④左心室

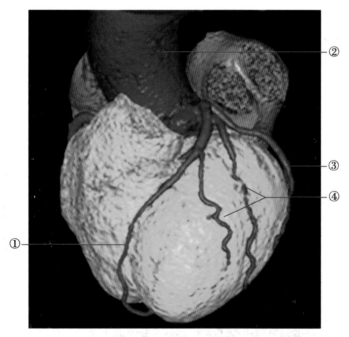

图 12-3-2-6　前面观心脏 VR 图，显示前降支及其分支
①前降支；②升主动脉；③回旋支；④对角支

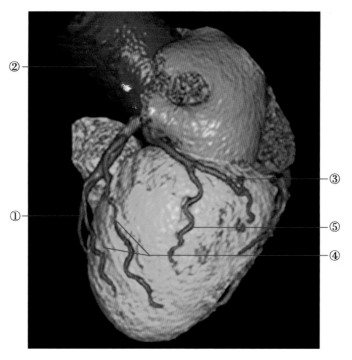

图 12-3-2-7　左侧位观心脏 VR 图，显示回旋支及其分支
①前降支；②升主动脉；③回旋支；④对角支；⑤钝缘支

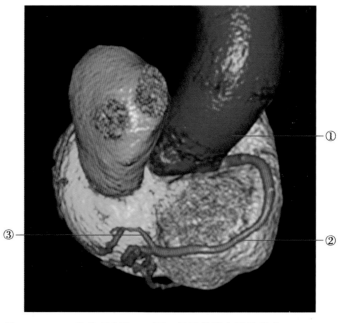

图 12-3-2-8　头位观心脏 VR 图，显示前降支及其分支
①升主动脉；②右冠状动脉；③左室后支

冠状动脉和冠状静脉

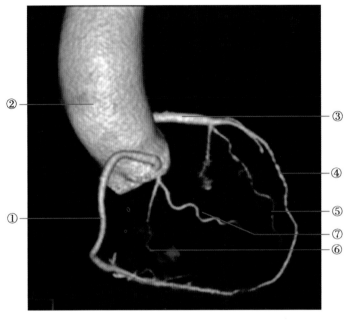

图 12-3-2-9　冠状动脉树 VR 图，右前斜 30°
①右冠状动脉；②升主动脉；③左主干；④前降支；⑤对角支；⑥回旋支；⑦钝缘支

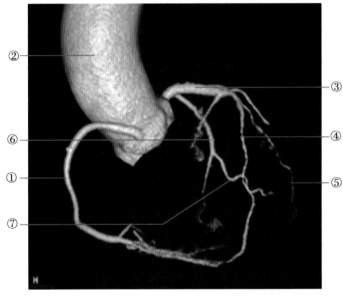

图 12-3-2-10　冠状动脉树 VR 图，正位
①右冠状动脉；②升主动脉；③左主干；④前降支；⑤对角支；⑥回旋支；⑦钝缘支

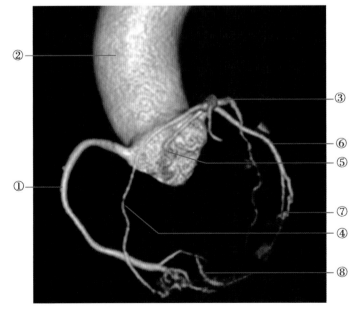

图 12-3-2-11　冠状动脉树 VR 图，左前斜 60°
①右冠状动脉；②升主动脉；③左主干；④前降支；⑤对角支；⑥回旋支；⑦钝缘支；⑧左室后支

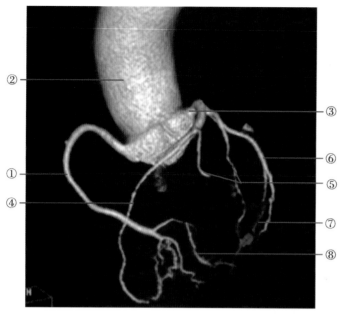

图 12-3-2-12　冠状动脉树 VR 图，左前斜 60° + 头位 20°
①右冠状动脉；②升主动脉；③左主干；④前降支；⑤对角支；⑥回旋支；⑦钝缘支；⑧左室后支

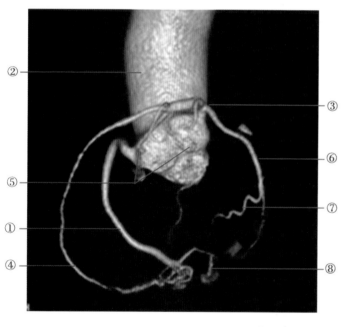

图 12-3-2-13　冠状动脉树 VR 图，左侧位
①右冠状动脉；②升主动脉；③左主干；④前降支；⑤对角支；⑥回旋支；⑦钝缘支；⑧左室后支

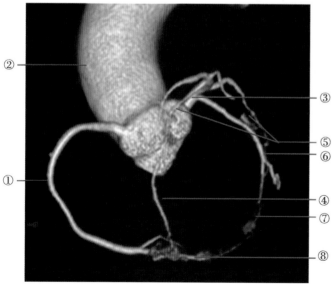

图 12-3-2-14　冠状动脉树 VR 图，左前斜 45° + 足位 15°
①右冠状动脉；②升主动脉；③左主干；④前降支；⑤对角支；⑥回旋支；⑦钝缘支；⑧左室后支

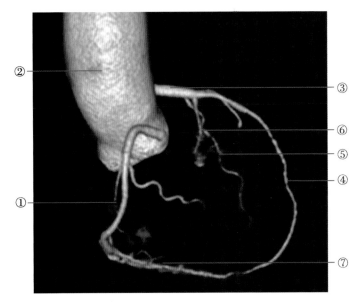

图 12-3-2-15　冠状动脉树 VR 图，右前斜 45°
①右冠状动脉；②升主动脉；③左主干；④前降支；⑤对角支；⑥回旋支；⑦左室后支

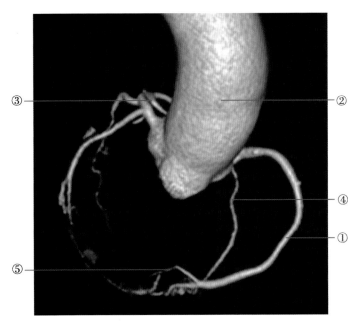

图 12-3-2-16　冠状动脉树 VR 图，右前斜 120° ＋头位 10°
①右冠状动脉；②升主动脉；③左主干；④前降支；⑤左室后支

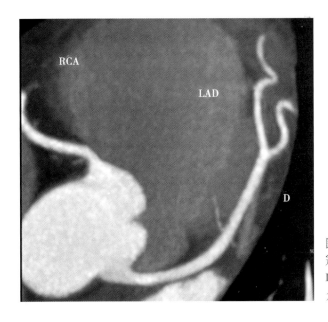

图 12-3-2-17　近似 CT 轴位 MIP 图，左、右冠状动脉开口位置及前降支近中段走行。
LAD：前降支；RCA：右冠状动脉；D：对角支

冠状动脉和冠状静脉

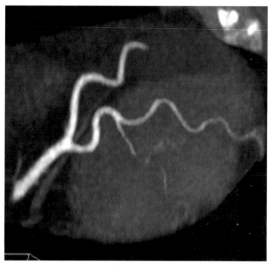

图 12-3-2-18　MIP 图，显示对角支起源位置及走行

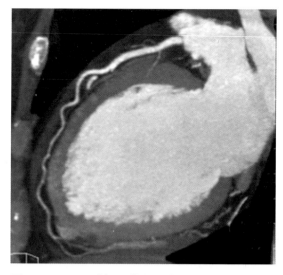

图 12-3-2-19　平行于前室间沟 MIP 图，显示前降支中远段走行

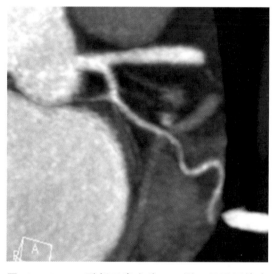

图 12-3-2-20　平行于房室沟 MIP 图，显示回旋支起源及近段走行

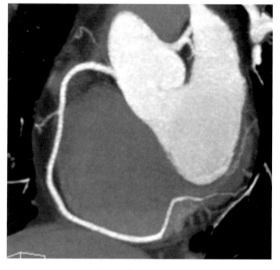

图 12-3-2-21　平行于房室沟的 MIP 图，显示右冠状动脉起源及走行，右冠状动脉全程呈"C"字形

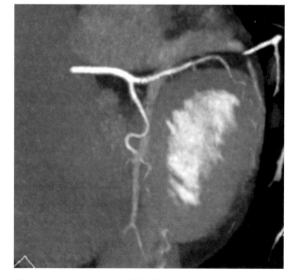

图 12-3-2-22　平行于膈面的 MIP 图，显示后三叉及后降支、左室后支的走行

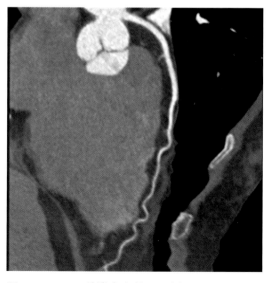

图 12-3-2-23　前降支全程 CPR 图

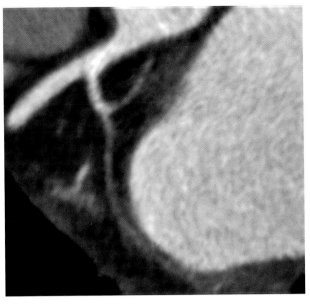

图 12-3-2-24　回旋支全程 CPR 图

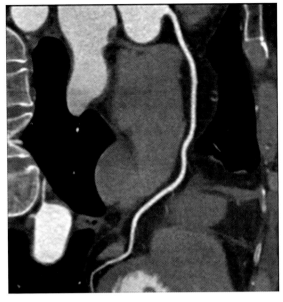

图 12-3-2-25　右冠状动脉全程 CPR 图

冠状静脉 CT 成像

现有的影像技术，CTA 成像是显示冠状静脉的较为简便、准确及直观的方法，冠状静脉 CTA 可以非常直观、清晰地显示冠状静脉及分支的起源及走行，对于心脏起搏器的植入有较高的指导价值。CT 轴位图对于冠状静脉的显示价值有限，临床常采用 MPR 和 VR 图显示冠状静脉（图 12-3-3-1 ～ 12-3-3-7）。

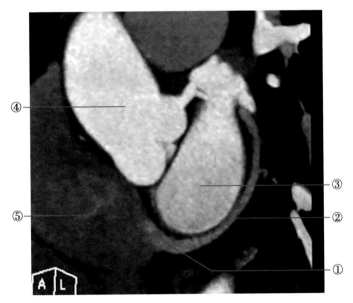

图 12-3-3-1　平行于房室沟 MIP 图，显示冠状静脉与周围结构毗邻关系
①冠状静脉窦；②冠状静脉；③左心房；④升主动脉；⑤右心房

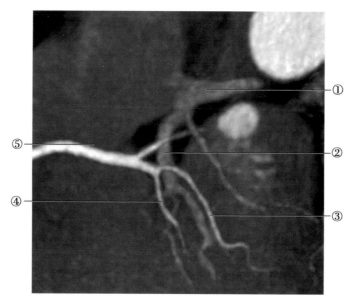

图 12-3-3-2　平行于膈面 MIP 图，显示冠状静脉窦及其属支
①冠状静脉窦；②心中静脉；③左室后支；④后降支；⑤右冠状
动脉远段

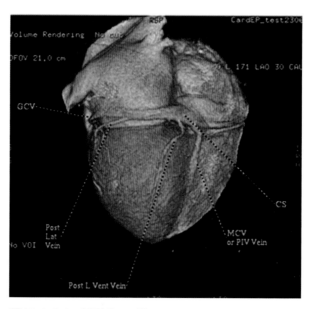

图 12-3-3-3　后面观 VR 图
GCV：心大静脉；Post Lat Vein：后侧静脉；Post LVent
Vein：左室后静脉；MCV：心中静脉；CS：冠状静脉窦

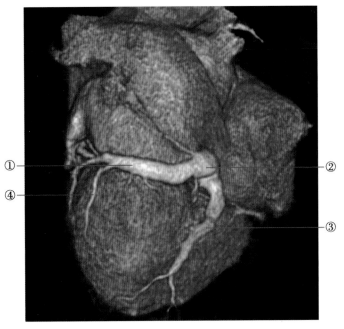

图 12-3-3-4 后面观 VR 图
①冠状静脉；②冠状静脉窦；③心中静脉；④后侧静脉

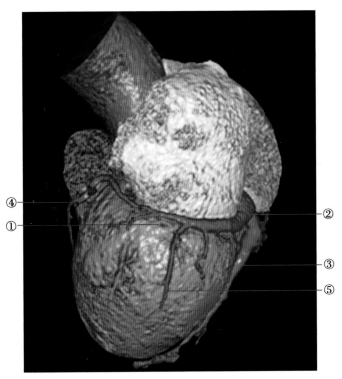

图 12-3-3-5 左前斜加头位 VR 图
①冠状静脉；②冠状静脉窦；③心中静脉；④心大静脉；⑤后侧
静脉

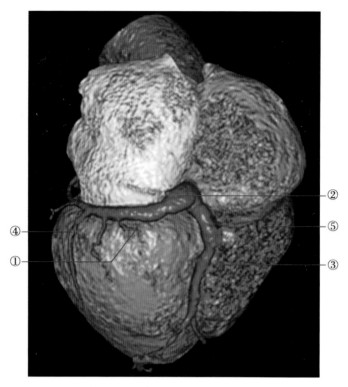

图 12-3-3-6　后面观 VR 图
①冠状静脉；②冠状静脉窦；③心中静脉；④后侧静脉；⑤心小静脉

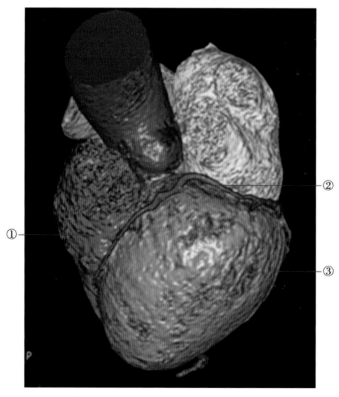

图 12-3-3-7　前面观加头位 VR 图
①心大静脉；②冠状静脉；③后侧静脉

肺动脉和肺动脉瓣

肺动脉和肺动脉瓣解剖特点

主肺动脉为一粗短动脉干，长约5cm，直径约3cm，起源于右心室肺动脉瓣的肺动脉圆锥，在主动脉前方向左上后方斜行，在主动脉弓下方分为左、右肺动脉，经肺门入肺。肺动脉干分叉角度差异较大，从100°到180°不等。在肺动脉干左、右肺动脉的分叉处，发出一条纤维结缔组织，连接主动脉弓下缘，称为动脉韧带。

右 肺 动 脉

右肺动脉较长而粗，走行较长、较平而且较低；经升主动脉和上腔静脉后方向右横行，至右肺门处分为三支进入右肺上、中、下叶。右肺动脉出肺门后即发出右肺上叶动脉，分别发出尖段支、后段支和前段支主要分支，分别营养右肺上叶尖段、后段和前段。尖段支发出后走行向上；后段支通常从右上肺动脉三支分叉处发出，通常向后走行；前段支为右肺上叶动脉三个分支中最下方的分支向前走行。右肺动脉主干在斜裂处发出中叶肺动脉，分为外侧段支和内侧段支，分别营养中叶外侧段和内侧段。右肺下叶动脉分布于右下叶，分支为下叶背段支及四支基底段支，首先向后发出下叶背段支，营养下叶背段。右肺下叶动脉发出背段支后下行转向同名支气管外后方，称为基底段干，由基底段干依次发出内基底段支、前基底段支、外基底段支、后基底段支，与相应肺段支气管伴行，营养下叶各同名肺段。右肺下叶的分支分布较上叶、中叶与相应支气管伴行更为紧密。

左 肺 动 脉

左肺动脉较短而细，是主肺动脉的直接延续，走行较陡、较高，在左主支气管前上方横行，绕到左肺上叶支气管的后方，因此段左肺动脉呈弓形，故称为左肺动脉弓，一般分上、下两支进入左肺上、下叶。自左肺的动脉不形成共干，均为较细小分支，上支分为尖后段支和前段支。分别营养上叶尖后段和前段，尖后段支走行于同名支气管的内侧，前段支随同同名支气管横行向外。左肺动脉继续下行，在左肺上叶支气管的后下方发出舌段动脉，分为上舌段支和下舌段支，由后向前走行于同名支气管的外下缘。左肺动脉发出舌段动脉后成为下叶动脉，向后发出背段支和下叶四支基底段分支，营养下叶背段及基底段。左肺下叶动脉进入基底段后，一般先发出内前基底段支，再发出后基底段支，最后延续为后基底段支，营养各相应基底肺段（图13-1-2-1）。

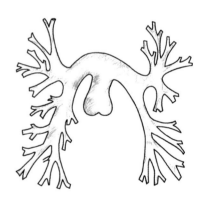

图 13-1-2-1　肺动脉解剖示意图

肺 动 脉 瓣

肺动脉瓣为3个大小相近、形态相似的半月形瓣叶组成，瓣叶的基部附着于弧形弯曲的瓣环上，上缘游离，其中点局部增厚形成半月瓣小结，结节两侧为瓣膜较薄的区域为新月区。瓣环与右心室漏斗部肌肉相连，和三尖瓣没有直接纤维性联系。3个半月瓣可分为左瓣、右瓣和前瓣（图13-1-3-1、13-1-3-2）。

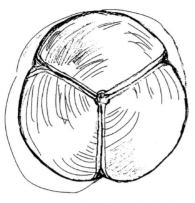

图 13-1-3-1　肺动脉瓣形态示意图

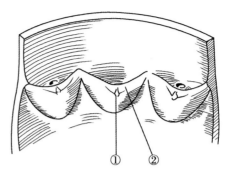

图 13-1-3-2　肺动脉瓣示意图（剪开）
①半月瓣小结；②半月瓣

肺动脉和肺动脉瓣成像

肺动脉和肺动脉瓣超声心动图

　　超声心动图可显示肺动脉瓣瓣环、瓣叶开闭活动，肺动脉瓣下流出道及肺动脉窦管交界处的结构、内径及左右分支近段管腔，无法显示肺内动脉分支。显示肺动脉及肺动脉瓣的常用切面是大动脉短轴和右心室流出道切面（图 13-2-1-1 ~ 13-2-1-5）。

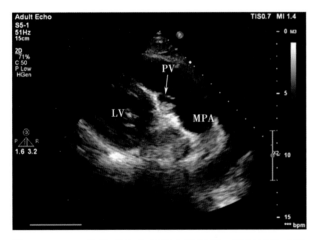

图 13-2-1-1　胸骨旁右心室流出道切面二维显示肺动脉瓣（箭头处）开放

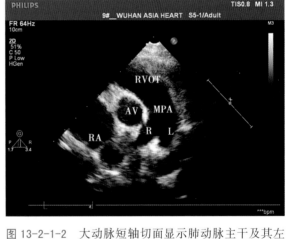

图 13-2-1-2　大动脉短轴切面显示肺动脉主干及其左右分支

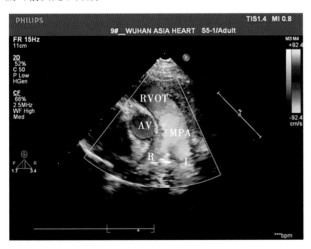

图 13-2-1-3　大动脉短轴切面彩色多普勒显示收缩期肺动脉主干及其左右分支腔内血流通畅

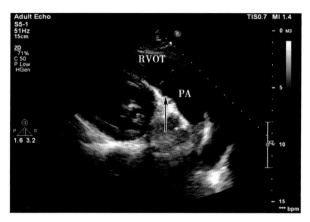

图 13-2-1-4　右室流出道长轴切面显示肺动脉瓣关闭呈线样

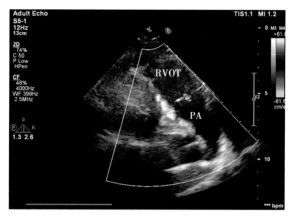

图 13-2-1-5　右室流出道长轴切面显示舒张期肺动脉瓣口可见微量反流信号

肺动脉及肺动脉瓣 CT 成像

　　CT 成像技术应用肺动脉及肺动脉瓣成像，检查技术敏感性高，图像显示清晰，结合冠状面、矢状面及横断面图像观察并进行测量，观察肺动脉瓣、肺动脉干、右肺动脉、左肺动脉及其分支解剖，及时准确评估肺动脉瓣、肺动脉干、右肺动脉、左肺动脉的形态结构，显示开口、直径、走行及与周围结构之间的关系等解剖结构。VR 成像可清晰地显示肺动脉的空间结构、血管与血管、血管与周围组织之间的关系等立体结构（图 13-2-2-1 ～ 13-2-2-18）。

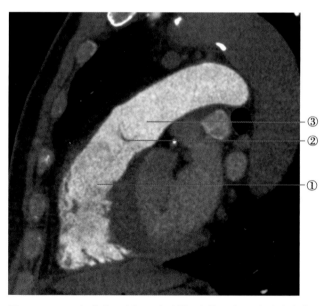

图 13-2-2-1　矢状位：平行于肺动脉，连接心尖至肺动脉成像，显示右心室流出道、肺动脉瓣及主肺动脉
①右心室流出道；②肺动脉瓣；③主肺动脉

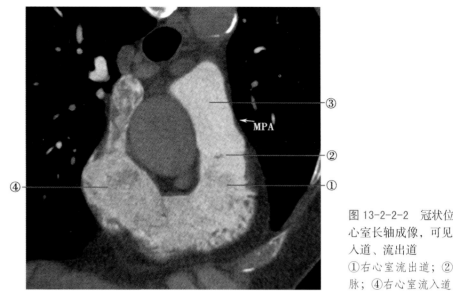

图 13-2-2-2　冠状位：平行于室间隔的右心室长轴成像，可见肺动脉瓣、右心室流入道、流出道
①右心室流出道；②肺动脉瓣；③主肺动脉；④右心室流入道

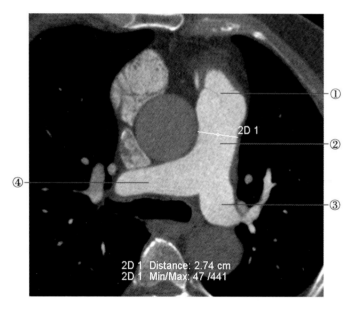

图 13-2-2-3　横断位：平行于肺动脉干，肺动脉瓣关闭状态，主肺动脉发出左、右肺动脉
①肺动脉瓣；②主肺动脉；③左肺动脉；④右肺动脉

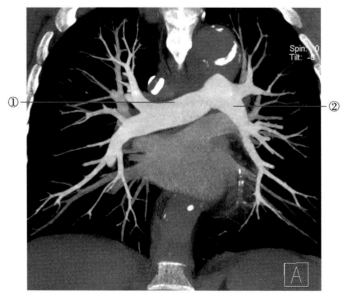

图 13-2-2-4　冠状位 MIP 图：前面观，左肺动脉位置较右肺动脉高，下方为肺静脉
①右肺动脉；②左肺动脉

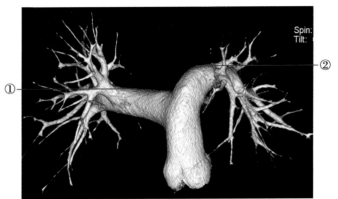

图 13-2-2-5　VR 图：前面观，显示主肺动脉、左右肺动脉干及分支
①右肺动脉；②左肺动脉

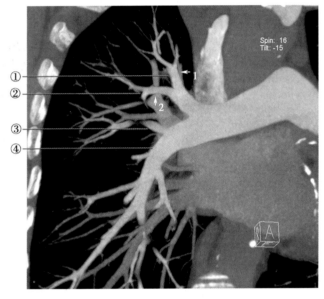

图 13-2-2-6　冠状位 MIP 图：显示右肺动脉
①尖段支；②后段支；③中叶支；④右肺下叶动脉

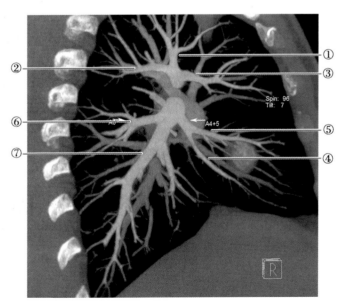

图 13-2-2-7　矢状位 MIP 图：显示右肺动脉
①尖段支；②后段支；③前段支；④外侧段支；⑤内侧段支；⑥背段支；⑦右肺下叶基底段动脉

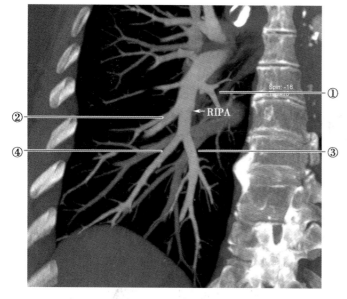

图 13-2-2-8　MIP 图：显示右下肺动脉分支
①内基底段支；②前基底段支；③后基底段支；④外基底段支

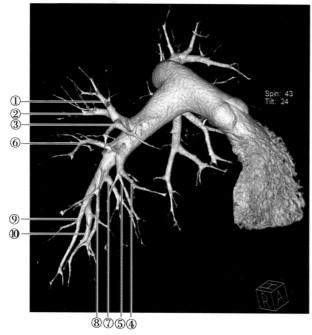

图 13-2-2-9　VR 图：显示右肺动脉
①尖段支；②后段支；③前段支；④外侧段支；⑤内侧段支；⑥背段支；⑦内基底段支；⑧前基底段支；⑨外基底段支；⑩后基底段支

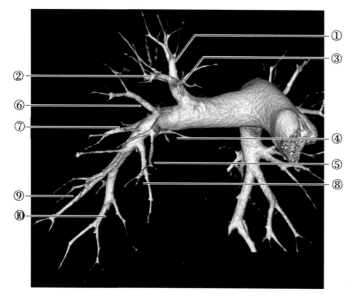

图 13-2-2-10　VR 图：显示右肺动脉
①尖段支；②后段支；③前段支；④外侧段支；⑤内侧段支；⑥背段支；⑦内基底段支；⑧前基底段支；⑨外基底段支；⑩后基底段支

肺动脉和肺动脉瓣　　151

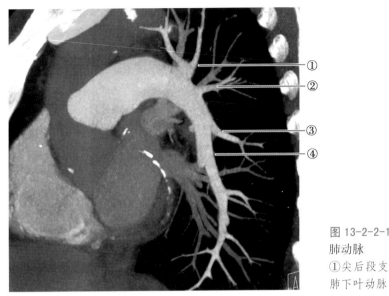

图 13-2-2-11　斜矢状位 MIP 图：显示左肺动脉

①尖后段支；②前段支；③舌段支；④右肺下叶动脉

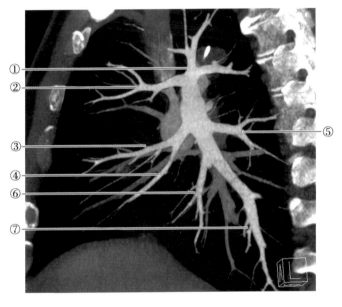

图 13-2-2-12　矢状位 MIP 图：显示左肺动脉主要分支

①尖后段支；②前段支；③上舌段支；④下舌段支；⑤背段支；⑥前内基底段支；⑦后基底段支

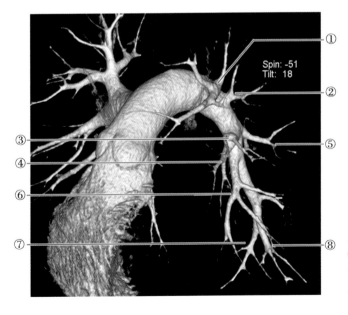

图 13-2-2-13　VR 图：显示左肺动脉全部主要分支

①尖后段支；②前段支；③上舌段支；④下舌段支；⑤背段支；⑥前内基底段支；⑦外基底段支；⑧后基底段支

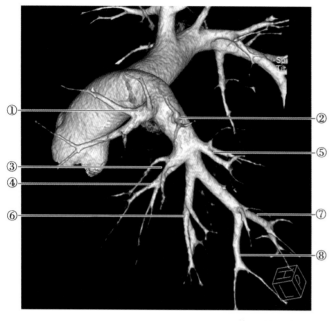

图 13-2-2-14　VR 图：显示左肺动脉各分支

①尖后段支；②前段支；③上舌段支；④下舌段支；⑤背段支；⑥前内基底段支；⑦外基底段支；⑧后基底段支

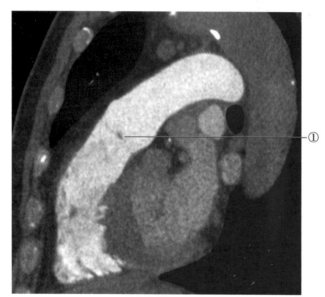

图 13-2-2-15　矢状位：垂直于肺动脉瓣，见肺动脉瓣关闭状态

①半月瓣小结

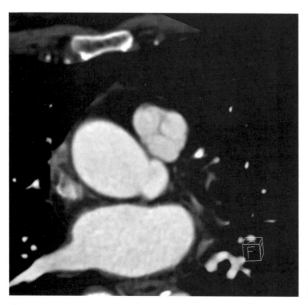

图 13-2-2-16　心室舒张期，平行于肺动脉瓣环图像，可见呈关闭状态正常三个肺动脉瓣叶

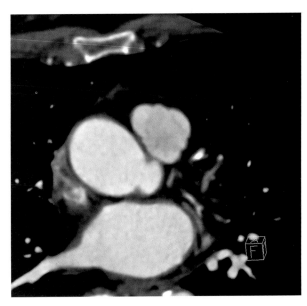

图 13-2-2-17　心室收缩期，见开放状态
正常三个肺动脉瓣叶

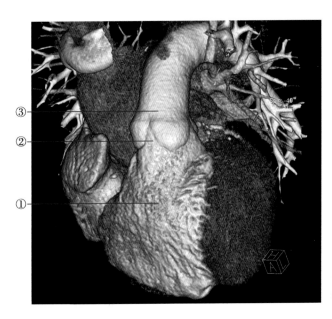

图 13-2-2-18　VR 图
①右心室流出道；②肺动脉瓣；③肺动脉

上腔静脉

上腔静脉：上腔静脉位于上纵隔右前部，由左、右头臂静脉在右第 1 胸肋结合处后方合成，沿第 1 ~ 2 肋间隙前端后面下行，穿心包至第 3 胸肋关节高度注入右心房，长约 7cm。

（1）上腔静脉：为一粗大的静脉干，在右侧第一胸肋关节后方由左右头臂静脉汇合而成，注入右心房。

（2）头臂静脉：左右各一，在胸锁关节的后方由同侧的锁骨下静脉和颈内静脉汇合而成，汇合处夹角称静脉角，是淋巴导管注入静脉的部位（图 14-1-1）。

1）颈内静脉：回流头颈部的静脉血，上端于颈静脉孔处与乙状窦相续，行于颈动脉鞘内，注入头臂静脉，其属支包括颅外支和颅内支。

2）锁骨下静脉：主要由腋静脉和颈外静脉汇合而成。

3）颈外静脉：颈部最大的浅静脉，行于胸锁乳突肌的浅面。

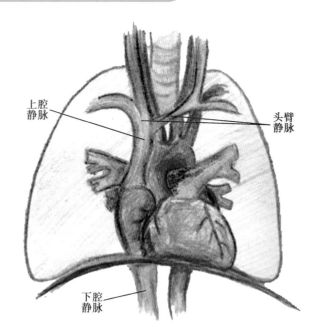

图 14-1-1　头臂静脉示意图 左右头臂静脉走行及毗邻结构

（3）奇静脉：起于右腰升静脉→穿膈脚入胸腔→于右肺根上方注入上腔静脉，收集胸后壁、食管、支气管等的静脉（半奇静脉、副半奇静脉、椎静脉丛）（图 14-1-2）。

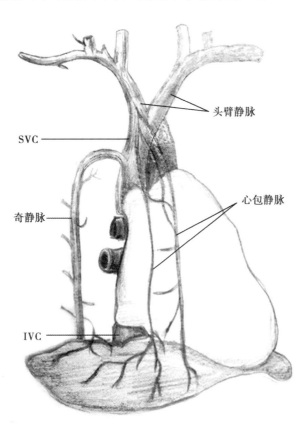

图 14-1-2　奇静脉走行及形态

上腔静脉成像

上腔静脉与下腔静脉超声成像

　　超声可显示下腔静脉全程，下腔静脉长轴显示管腔内透声好、前后壁内膜面清晰，第二肝门横切面可显示肝静脉的三个属支和下腔静脉短轴、汇入右房处。由于胸骨、肋骨和肺气的遮挡，仅可显示颈内静脉入上腔静脉和上腔静脉入右心房处（图 14-2-1-1 ～ 14-2-1-4）。

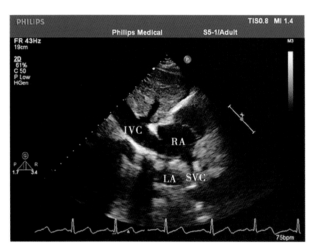

图 14-2-1-1　剑突下双房切面显示上腔静脉和下腔静脉入口

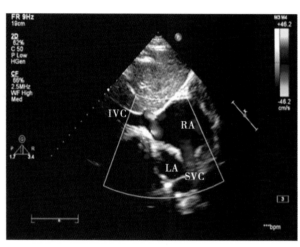

图 14-2-1-2　剑突下双房切面 CDFI 显示上腔静脉和下腔静脉入口处血流信号

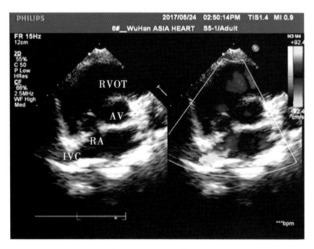

图 14-2-1-3　大动脉短轴切面双幅对照显示下腔静脉入口处血流信号

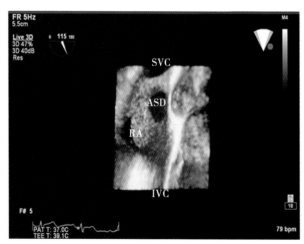

图 14-2-1-4　TEE 实时三维图像经过切割后可清晰显示上、下腔静脉入口以及房间隔病变，可以确定房间隔缺损距上腔静脉、下腔静脉的距离

　　CT 平扫对上腔静脉的显示价值有限，一般注射高密度对比剂成像后可以较好地显示上腔静脉及其分支的起源、走行及变异情况，同时还可很好地评价上腔静脉管腔内的充盈缺损及占位性病变（如腔静脉内血栓与肿瘤等）（图 14-2-2-1 ～ 14-2-2-4）。

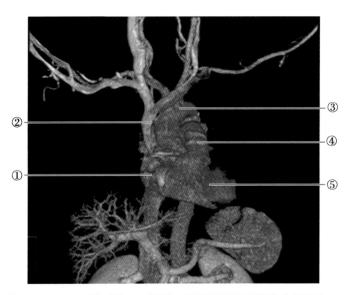

图 14-2-2-1　三维成像：双侧颈内静脉及锁骨下静脉分别汇入双侧头臂静脉，经上腔静脉回流至右心房
①右心室；②上腔静脉；③升主动脉；④肺动脉；⑤左心室

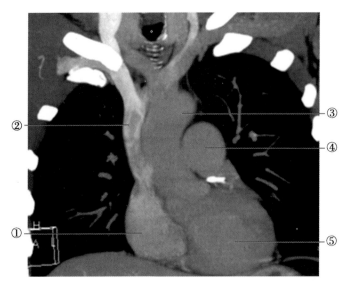

图 14-2-2-2　冠状位 MIP 图
①右心室；②上腔静脉；③升主动脉；④肺动脉；⑤左心室

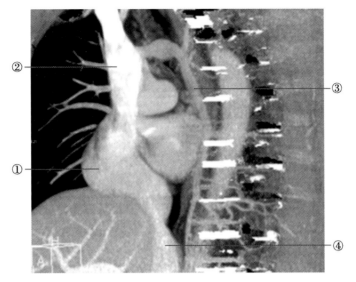

图 14-2-2-3　矢状位 MIP 图显示奇静脉回流至上腔
①右心室；②上腔静脉；③奇静脉；④下腔静脉

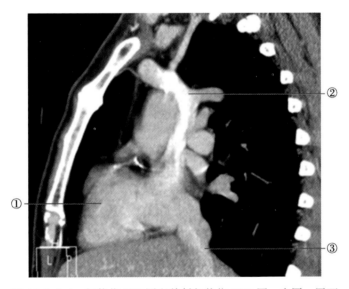

图 14-2-2-4　矢状位 MIP 图左前斜矢状位 MPR 图，在同一层面
显示上、下腔静脉汇入右心房
①右心室；②上腔静脉；③下腔静脉

肺 静 脉

正常情况下，每一侧肺有两条肺静脉干分别汇入左心房，在心包内段的肺静脉部分被心包的浆膜层覆盖。肺静脉与左心房交界处没有静脉瓣结构，左心房肌束延至肺静脉口作袖套状深入管腔达 1 ~ 2cm，生理上起到类似括约肌的作用，在心房收缩时作相应的收缩，可减缓肺静脉的血液汇流。肺静脉收集含氧丰富动脉血。解剖上，肺门区的肺静脉、肺动脉及主支气管的关系从前往后为：上肺静脉、肺动脉和支气管，左右两侧排列相同。而在上下关系上，左右两侧排列不同，右侧从上往下依次为右上叶支气管、肺动脉、中下叶支气管和上肺静脉；左侧从上往下依次为左肺动脉、支气管和上肺静脉。两侧下肺静脉位于支气管的下方，位置最低（图 15-1-1、15-1-2）。

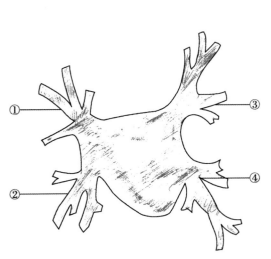

图 15-1-1　肺静脉解剖示意图：前面观
①上肺静脉；②右下肺静脉；③左上肺静脉；
④左下肺静脉

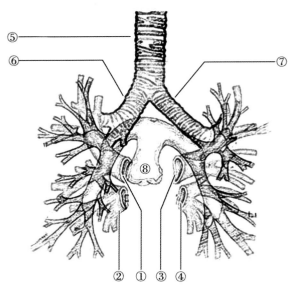

图 15-1-2　肺静脉与肺动脉、支气管支毗邻解剖关系
　　　　　示意图
①右上肺静脉；②右下肺静脉；③左上肺静脉；④左下肺静脉；⑤气管；⑥右主支气管；⑦左主支气管；⑧肺动脉干

（1）肺静脉的走行：肺静脉的走行与肺动脉、支气管有很大不同，上肺静脉斜向尾端向左心房汇集，而下肺静脉则是近似水平汇入左心房。右上肺静脉从上腔静脉与右心房汇合处的后方经过，右下肺静脉走行于右心房后方，左上肺静脉走行于左心耳的后方。

（2）肺静脉与左心房的解剖关系：两侧上肺静脉自前外上方向后内下方斜行，在左心房后方上半部汇入左心房。两下肺静脉自后外下方略向前内上方斜行，在上肺静脉下方汇入左心房。左肺静脉汇入左心房的位置比右肺静脉汇入的位置相对高一些，下肺静脉汇入左心房的位置比上肺静脉偏后。

（3）肺静脉开口及它们之间的关系：肺静脉开口大多呈椭圆形，右肺静脉开口形状较左肺静脉开口圆，右上肺静脉开口最圆，左下肺静脉开口最扁；舒张期肺静脉开口最扁，收缩期最圆。同一根肺静脉直径差别较大，通常右上、下肺静脉及左上肺静脉的口部径线从远心端向近心端逐渐增加，而左下肺静脉的径线却在距肺静脉开口 15mm 以远表现为从远心端向近心端逐渐增加，在 15mm 以内时径线却逐渐缩小。

（4）右上肺静脉：右上肺静脉平均长约 15mm，收集右肺上叶和中叶的静脉血，包含 4 个主要的分支：尖支、前支、后支和中叶支，右上肺静脉由前外上斜向内下入肺门，在上腔静脉后方、右肺动脉前外方和右主支气管前下方汇入左心房。

（5）右下肺静脉：右下肺静脉平均长 12mm，收集右肺下叶的血液，位于右上肺静脉的下后方，由上支和底段总静脉汇合而成；底段总静脉由底段上静脉和底段下静脉汇合而成。右下肺静脉在肺门最低处以水平方向，于右心房后方汇入左心房。

（6）左上肺静脉：左上肺静脉平均长 20mm，由左上肺段静脉汇集而成。通常由尖后支、前支、舌支组成。在左下肺动脉和左下叶支气管前方汇入左心房。

（7）左下肺静脉：左下肺静脉走行于左心房后外侧方，平均长 15mm，收集下肺各基底段的静脉血液，由上支和底段总静脉构成。底段总静脉绝大多数由底段上、下静脉组成，少数由底段上下静脉和后静脉组成，呈水平方向汇入左心房。

肺静脉成像

肺静脉超声心动图

超声心动图为首选的无创诊断方法，能实时动态显示肺静脉连接及引流途径。检查时患者取平卧位或左侧卧位，二维超声采用胸骨旁、心尖四腔心、剑突下及胸骨上窝等多切面观察肺静脉的数目、走行、回流路径，重点观察左心房内肺静脉开口数目。彩色及脉冲多普勒检测肺静脉血流速度。高位胸骨旁大动脉短轴切面可更好地显示左侧上、下支肺静脉，胸骨旁斜五腔心切面可更好地显示右侧上、下支肺静脉（图 15-2-1-1 ~ 15-2-1-8）。

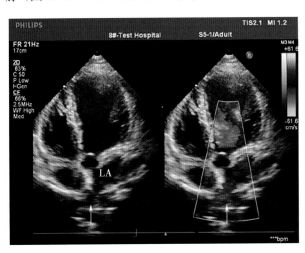

图 15-2-1-1　心尖四腔心切面显示右上肺静脉（靠近房间隔，箭头处）回流入左心房

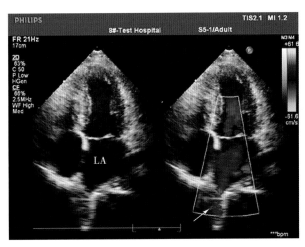

图 15-2-1-2　心尖四腔心切面显示右下肺静脉（偏离房间隔，箭头处）回流入左心房

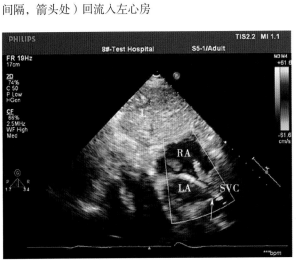

图 15-2-1-3　剑突下双房切面显示右上肺静脉（箭头处）回流入左心房

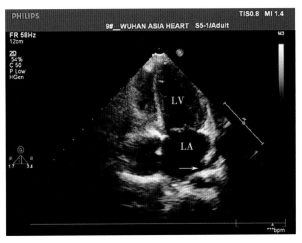

图 15-2-1-4　心尖四腔心切面显示左上肺静脉（箭头处）汇入左心房

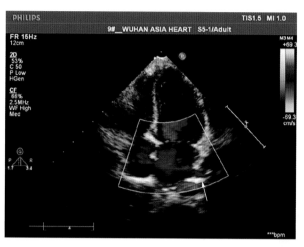

图 15-2-1-5 心尖四腔心切面显示左上肺静脉（箭头处）回流入左心房

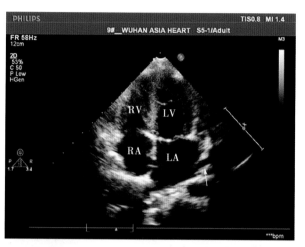

图 15-2-1-6 心尖四腔心切面显示左下肺静脉（箭头处）汇入左心房

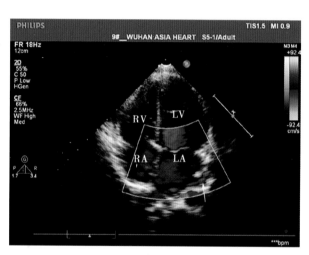

图 15-2-1-7 心尖四腔心切面显示左下肺静脉（箭头处）回流入左心房

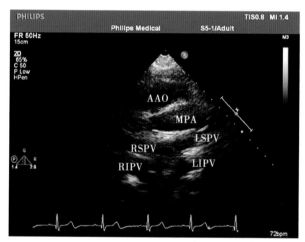

图 15-2-1-8 胸骨上窝短轴切面显示左心房及四支肺静脉，似"螃蟹征"

肺静脉 CT 成像

CT 成像技术应用肺静脉成像，其较高的时间、空间分辨率及快速的容积成像，使肺静脉的解剖信息显示更为直观、可靠，强大的三维重建技术使肺静脉的解剖观察及其与周围结构的空间关系显示更加清楚。应用三维重建技术，可精确显示汇入左心房开口的解剖特征，显示肺静脉开口、直径、走行及与左心房之间的关系等解剖结构（图 15-2-2-1 ～ 15-2-2-9）。

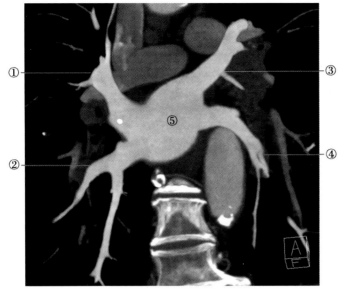

图 15-2-2-1　冠状位 MIP 图：显示四支肺静脉汇入左心房

①右上肺静脉；②右下肺静脉；③左上肺静脉；④左下肺静脉；⑤左心房

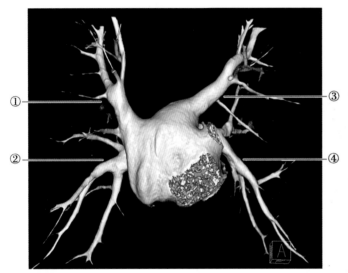

图 15-2-2-2　冠状位 VR 图：前面观，显示四支肺静脉

①右上肺静脉；②右下肺静脉；③左上肺静脉；④左下肺静脉

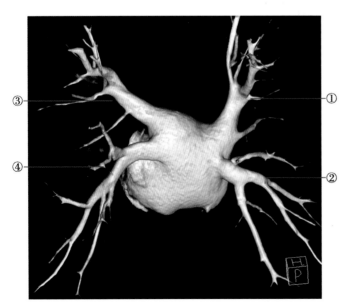

图 15-2-2-3　冠状位 VR 图：后面观，显示四支肺静脉

①右上肺静脉；②右下肺静脉；③左上肺静脉；④左下肺静脉

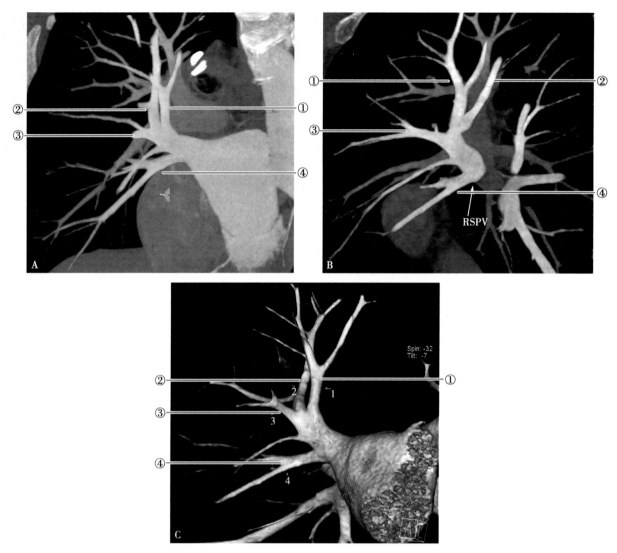

图 15-2-2-4　右上肺静脉四支分支

①尖支；②前支；③后支；④中叶支

A. 冠状位 MIP 图：显示右上肺静脉；B. 矢状位 MIP 图：显示右上肺静脉；C. 冠状位 VR 图：前面观，显示右上肺静脉

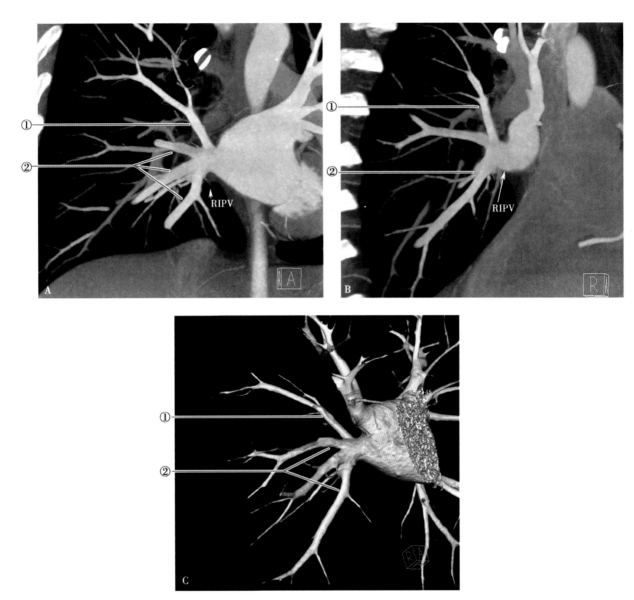

图 15-2-2-5　右下肺静脉主要分支

①上支；②底段总静脉（底段总静脉由底段上静脉和底段下静脉汇合而成）

A. 冠状位 MIP 图：显示右下肺静脉；B. 矢状位 MIP 图：显示右下肺静脉；C. 冠状位 VR 图：显示右下肺静脉

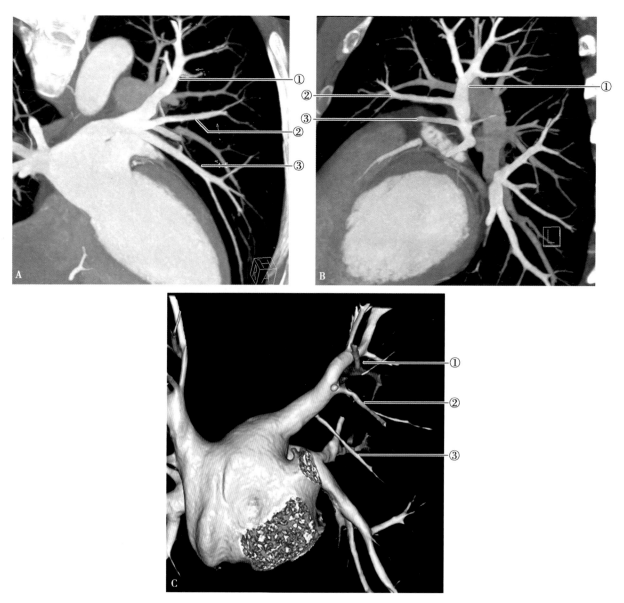

图 15-2-2-6　左上肺静脉三支主要分支

①尖后支；②前支；③舌支

A.冠状位 MIP 图：显示左上肺静脉；B.矢状位 MIP 图，显示左上肺静脉；C.冠状位 VR 图：显示左上肺静脉

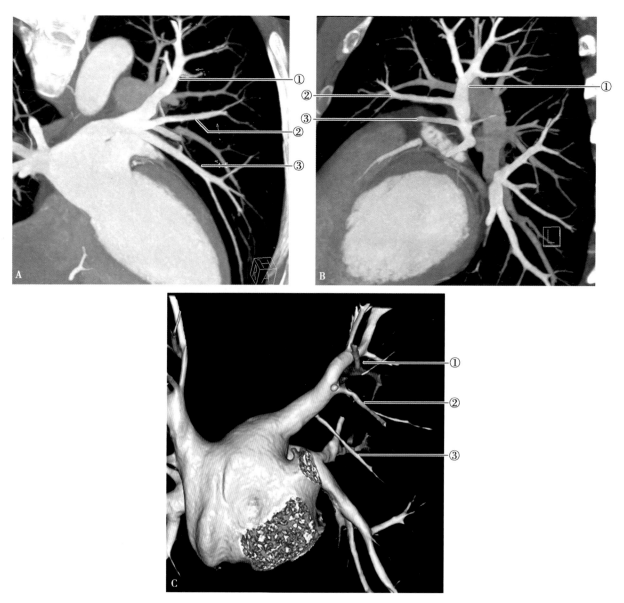

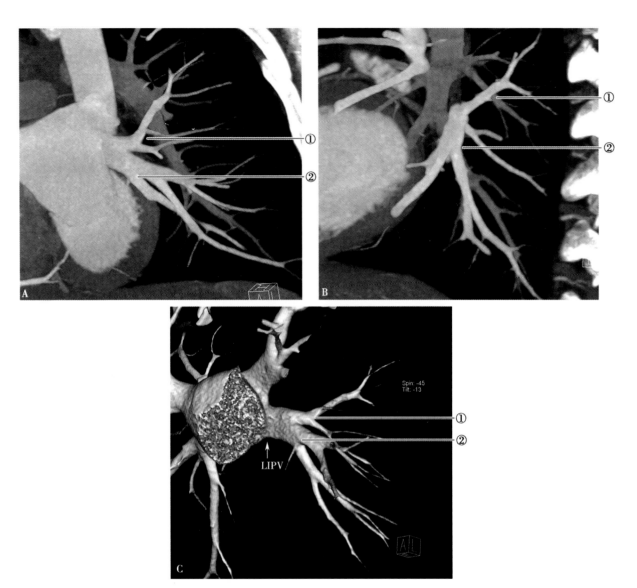

图 15-2-2-7　左下肺静脉两支主要分支

①上支；②底段总静脉（底段总静脉由底段上静脉和底段下静脉汇合而成）

A. 冠状位 MIP 图：显示左下肺静脉；B. 矢状位 MIP 图：显示左下肺静脉；C. 冠状位 VR 图：显示左下肺静脉

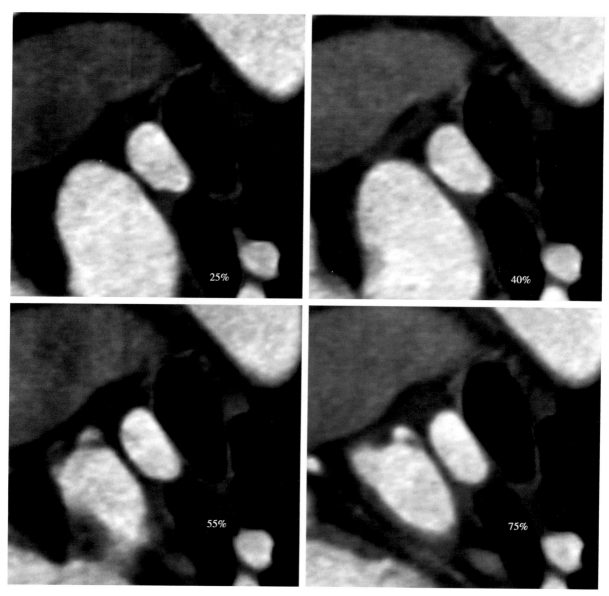

图 15-2-2-8　心动周期不同时相左下肺静脉口变化

心动周期中收缩期肺静脉口最接近圆形、舒张期静脉口最扁

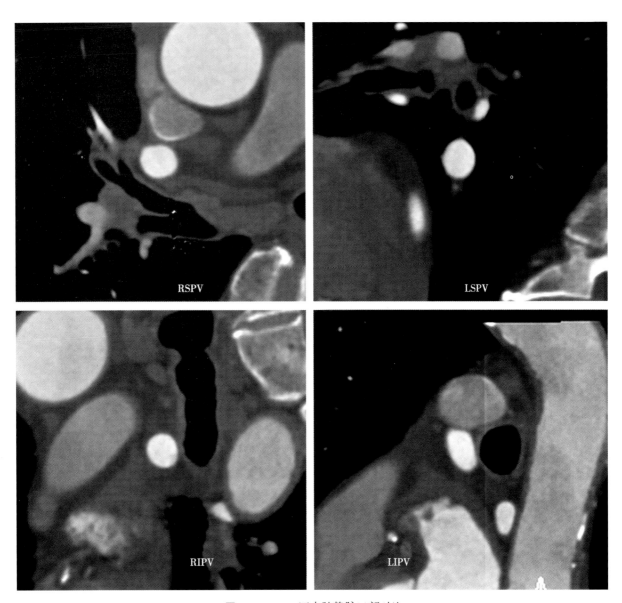

图 15-2-2-9　四支肺静脉口部对比

右上肺静脉口最接近圆形，左下肺静脉口为椭圆形

心　包

心包解剖特点

心包（pericardium）为包裹心脏及大血管根部的圆锥形纤维浆膜囊，由内、外两层构成。外层为纤维心包，由致密结缔组织构成，上方附着于大血管的根部并与血管外膜相续；下方附着于膈的中心腱；前方与胸骨体间有胸骨心包上、下韧带，以固定心包。内层为浆膜心包，分为脏、壁两层。壁层衬于纤维心包的内面，脏层附于心肌层外面，即心外膜。脏、壁两层在大血管根部相互移行。两层间的腔隙为心包腔，内含少量浆液，心脏搏动时起润滑作用。

心包腔在一些部位腔隙较大，叫做心包窦。主要有位于左、右肺静脉根部及下腔静脉的左侧与心包后壁之间的心包斜窦；位于升主动脉和肺动脉后方与上腔静脉和左心房前壁之间的心包横窦，其大小可容一横指通过。在心直视手术时，可在横窦处暂时中断主动脉和肺动脉的血流。另外，浆膜心包壁层的前部移行于下部处与心尖之间形成的隐窝，即使心脏搏动时亦不进入其内，称为心包前下窦，其深度为 1 ~ 2cm，为心包积液时进行穿刺的部位。

心包内脂肪（epicardial adipose tissue，EAT）也称心外膜脂肪，为心外膜至纤维心包间脂肪组织，心包外脂肪（paracardial adipose tissue，PAT）为心包范围纤维心包外的纵隔脂肪组织，两者之和为胸内脂肪（introthoracic adipose tissue，IAT）或心包周围脂肪（pericardial adipose tissue）。在成年人心脏中，心包内脂肪覆盖了 80% 的心脏表面，在冠状沟和前、后室间沟内被冠状血管和分化成熟的白色脂肪组织等充填，延伸至心尖部。脂肪组织大部分位于右心室表面，当心包内脂肪增加时覆盖在整个心包表面，并且可沿着冠状动脉分支的外膜从心外膜表面延伸至心肌。有研究提示，心包内脂肪与冠状动脉粥样硬化的发展和心脏结构、功能相关，可表达许多与粥样硬化相关的细胞因子和蛋白，具有重要的生理功能（图 16-1-1）。

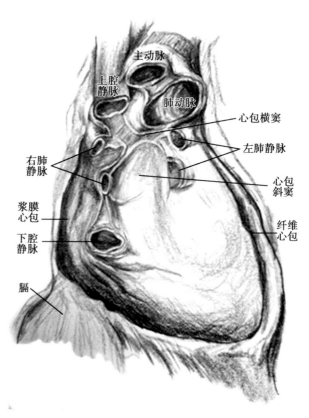

图 16-1-1　心包解剖示意图

心包成像

心包超声心动图

胸骨旁及剑突下切面可以全面显示心包情况，正常时，心包显示为一条亮而致密的高回声带，回声明显高于心肌和心内膜，若无心包腔积液，超声几乎无法区分心脏的脏层和壁层。胸骨旁左心长轴切面和剑突下四腔切面可以显示 EAT 和 PAT，需与心包积液相鉴别，CT 和 MRI 对此显示的更为清晰、完整（图 16-2-1-1 ~ 16-2-1-4）。

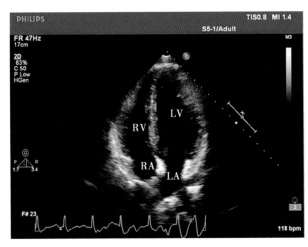

图 16-2-1-1　心尖四腔切面显示正常心包，未见心包积液

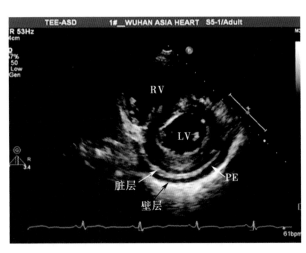

图 16-2-1-2　左室短轴切面乳头肌水平显示少量心包积液，左室后壁及侧壁处心包脏、壁层分离

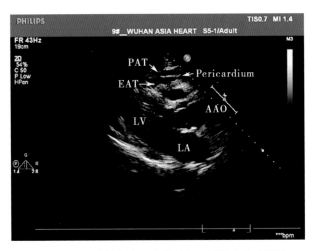

图 16-2-1-1-3　胸骨旁左心室长轴切面显示心包内脂肪、心包外脂肪

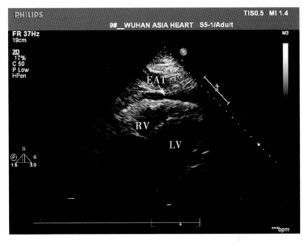

图 16-2-1-1-4　剑下四腔心切面显示心包内脂肪

心包 CT 成像

在无病变时固有心腔及心包窦难以显示，但在有病变时 CT 能通过多平面重组及三维重建的方式直观、立体地显示病变与心包窦、隐窝及固有心包腔之间的空间位置关系（图 16-2-2-1 ～ 16-2-2-16）。

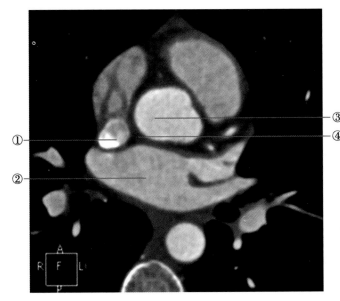

图 16-2-2-1　经心包横窦横断位 MIP 图，显示心包横窦位于主动脉与上腔静脉、右心耳前壁、左心房前壁之间
①上腔静脉；②左心房；③升主动脉；④心包横窦

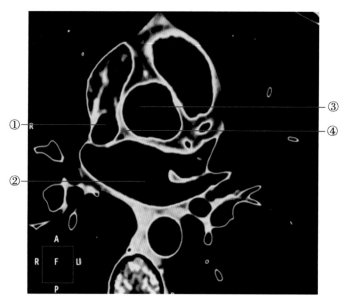

图 16-2-2-2 经心包横窦横断位 VR 图
①上腔静脉；②左心房；③升主动脉；
④心包横窦

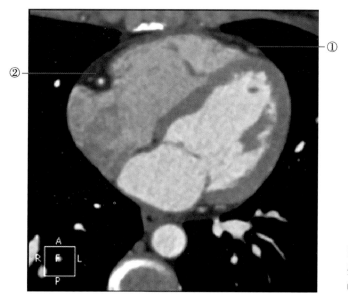

图 16-2-2-3 横断位 MIP 图，显示右侧
壁心包及心包内脂肪
①心包；②心包内脂肪

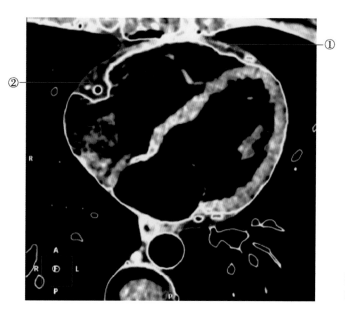

图 16-2-2-4 横断位 VR 图
①心包；②心包内脂肪

176 心 包

心
包

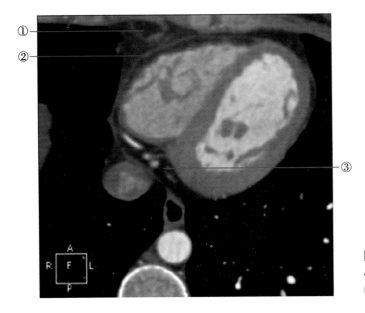

图 16-2-2-5　横断位 MIP 图，显示心包、心包内及心包外脂肪
①心包外脂肪；②心包；③心包内脂肪

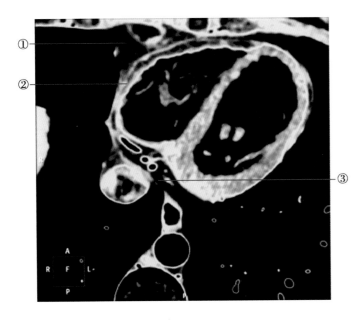

图 16-2-2-6　横断位 VR 图
①心包外脂肪；②心包；③心包内脂肪

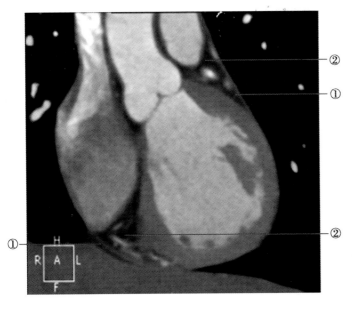

图 16-2-2-7　冠状位 MIP 图，显示心包及心包内脂肪
①心包；②心包内脂肪

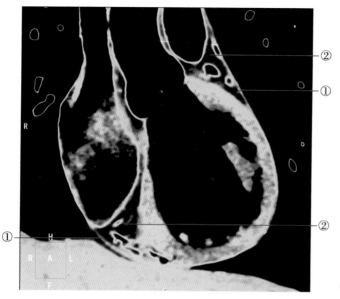

图 16-2-2-8　人体冠状位 VR 图
①心包；②心包内脂肪

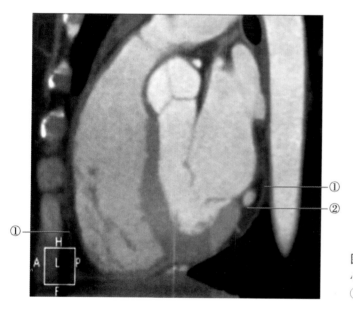

图 16-2-2-9　人体矢状位 MIP 图，显示心包及心包内脂肪
①心包；②心包内脂肪

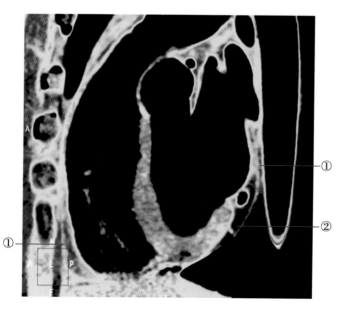

图 16-2-2-10　人体矢状位 VR 图
①心包；②心包内脂肪

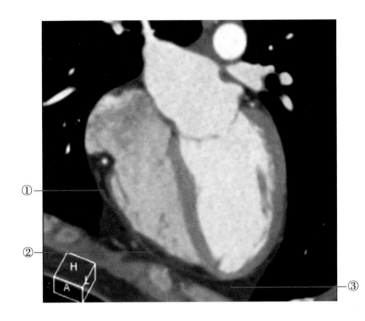

图 16-2-2-11　垂直于室间隔的心脏长轴位 MIP 图，显示心包及心包内、外脂肪
①心包；②心包内脂肪；③心包外脂肪

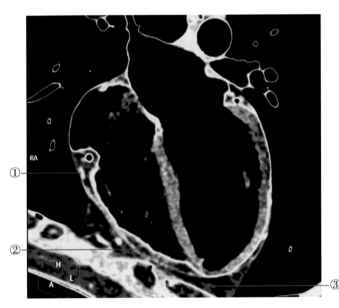

图 16-2-2-12　垂直于室间隔的心脏长轴位 VR 图
①心包；②心包内脂肪；③心包外脂肪

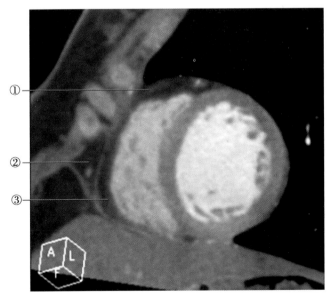

图 16-2-2-13　心脏短轴位 MIP 图，显示心包及心包内、外脂肪
①心包；②心包外脂肪；③心包内脂肪

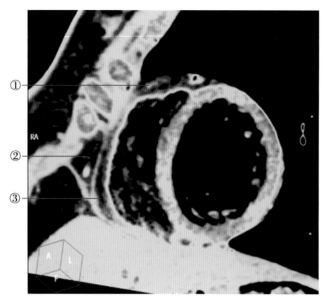

图 16-2-2-14 心脏短轴位 VR 图
①心包；②心包外脂肪；③心包内脂肪

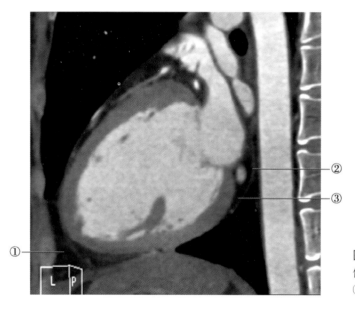

图 16-2-2-15 平行于室间隔的心脏长轴
位 MIP 图，显示心包及心包内、外脂肪
①心包外脂肪；②心包；③心包内脂肪

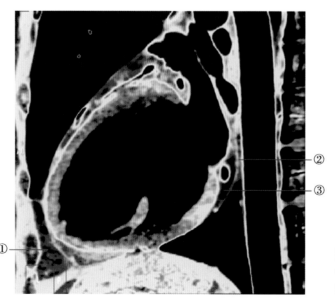

图 16-2-2-16 平行于室间隔的心脏长轴
位 VR 图
①心包外脂肪；②心包；③心包内脂肪

参考文献

1. 柏树令，应大君．系统解剖学．第8版．北京：人民卫生出版社．

2. 马小静主译．先天性心脏病超声解剖学图谱，北京：人民卫生出版社，2009：3–11.

3. 朱晓东主编．心脏外科解剖学，北京：人民卫生出版社，2011：31–99.

4. 张运，尹立雪等．中国成年人超声心动图检查测量指南．中华超声影像学杂志2016年8月第25卷第8期：645–666.

5. Wang Y，Biase L，Horton RP，et al. Left atrial appendage studied by computed tomography to help planning for appendage closure device placement. J Cardiovasc Electrophysiol，2010，21（9）：973–982.

6. 李立环主译．术中经食管超声心动图，北京：人民卫生出版社，2011：129–138.

7. 连士杰，曹江，秦永文，等．64层螺旋CT评价肺静脉与左心房的形态结构．介入放射学杂志，2008，17（5）：313–317.

8. 李敬民，李彩英，李庆啸，等．256iCT和心动超声对左心房容积定量测量的准确性研究．临床放射学杂志，2012，31（11）：1645–1648.

9. El Said HG，Mc Mahon CJ，Mullin CE，et al.Patent foramen ovale morphology and impact on percutaneous device closure. Pediatr Cardiol，2005，26（1）：62–65.

10. 谭德炎，左焕琛．三尖瓣的应用解剖学研究．解剖学杂志，1994（2）：93–97.

11. 金崇厚，朱清于．中国成年人100例三尖瓣形态学观察．解放军医学杂志，1980（6）．

12. BHAYA M，Mutluer F，Mahan E，et al. Live/realtime Three-dimensional transesophageal echocardiography in percutaneous closure of atrial septal defects.Echocardiography，2013，30（3）：345–353.

13. Zaqout M，Suys B，De Wilde H，et al.Transthoracic echocardiography guidance of transcatheter atrial septal defect closure in children.Pediatr Cardiol.2009，30：992–994.

14. 黄新胜，黄奕高，黄涛，等．二维超声心动图显示房间隔缺损的平面图像．中国超声医学杂志，2006，22（11）：843–846.

15. Van den Bosch AE，Ten Harkel DJ，Mc Ghie JS，et al.Characterization of atrial septal defect assessed by real-time 3-dimensional echocardiography.J Am Soc Echocardiography.2006，19：815–821.

16. 王丽华，李润明，郭佑民．正常成人肺动脉分支心动周期不同时相影像对比研究．实用放射学杂志，2006，22（10）：1182–1185.

17. 原珍团，余建群．肺静脉正常、变异及疾病的CT表现及其解剖病理基础．中国临床医学影像杂志，2005，16（9）：520–523.

18. 季爱华．多排螺旋CT（MDCT）在冠状静脉系统成像中的研究及应用进展．复旦学报（医学版），2014，41（6）：835–840.

19. 熊青峰，马小静，张雪莲，等．左冠状动脉前降支重度狭窄CT血管成像的影像特征．实用放射学杂志，2016，32（11）：1745–1748.

20. 朱水波，朱健，周孜孜．多排螺旋CT成像在心脏疾病诊断应用中的研究现状．中国老年学杂志，2016，36（21）：5475–5477.

21. 蒋健，牛娟琴，叶建军，等．左心功能评价影像学研究进展．中国临床医学影像杂志，2012，23（11）：799–802.

22. 国婉华，王磊．多层螺旋CT在小儿先天性心脏病诊断中的应用．实用放射学杂志，2011，27（9）：1407–1409.